跌倒风险评估
与干预指导手册

名誉主编　库洪安

主　　编　黄丽萍　肖红菊　杨　华

科 学 出 版 社

北 京

内 容 简 介

本书共 8 章，全面系统地介绍了导致老年人跌倒的高危因素、风险评估工具、专科疾病与跌倒的相互关系、心理因素与跌倒、跌倒风险管理、防跌倒运动方案、评估系统及相关设备的实操等内容。

本书内容丰富、科学实用，适用于各级医院护理人员、各级医养机构及社区人员。

图书在版编目（CIP）数据

跌倒风险评估与干预指导手册 / 黄丽萍, 肖红菊, 杨华主编. -- 北京：科学出版社, 2024. 6. -- ISBN 978-7-03-078756-9

Ⅰ. R592.01-62

中国国家版本馆CIP数据核字第20242WA463号

责任编辑：郝文娜 / 责任校对：张　娟
责任印制：师艳茹 / 封面设计：吴朝洪

斜 学 出 版 社 出版

北京东黄城根北街 16 号
邮政编码：100717
http://www.sciencep.com

北京画中画印刷有限公司印刷
科学出版社发行　各地新华书店经销
*

2024 年 6 月第 一 版　开本：787×1092　1/16
2024 年 6 月第一次印刷　印张：13
字数：289 000

定价：78.00 元
（如有印装质量问题，我社负责调换）

编著者名单

名誉主编　库洪安

主　　编　黄丽萍　肖红菊　杨　华

副主编　王　娜　肖彬彬　马　莹　刘丽楠

编著者　（以姓氏笔画为序）

马　莹　马　琳　王　娜　王姝南　刘　华　刘丽楠

苏清清　李　军　李晓兰　杨　华　杨　晶　肖红菊

肖彬彬　库洪安　张瑞琴　孟俊华　赵丽萍　胡　鑫

黄丽萍　霍春暖

随着人口老龄化加剧，老年人的健康问题不容忽视。跌倒是老年人伤害死亡的首要原因，全世界每年约有 3730 万人次因跌倒导致严重损伤，约有 65 万人因跌倒而死亡，严重影响老年人的身心健康、生活质量及预期寿命，阻碍健康老龄化进程。

研究发现，老年人跌倒的发生并非意外，而是机体衰老、跌倒相关疾病、不良心理因素等危险因素导致，经有效干预后，是可以预防和控制的。

预防跌倒风险管理是多领域、多维度的综合管理过程，融合了老年病学、运动与康复医学、创伤与修复医学、认知及衰弱风险评估与康复训练、呼吸慢性病管理、睡眠障碍管理、心脑血管个性化运动处方管理等专科内容。

为了有效提高防跌倒风险管理从业人员的专业技能，本书全面系统地介绍了跌倒的高危因素、风险评估工具、专科疾病与跌倒的相互关系、心理因素与跌倒、跌倒风险管理、防跌倒运动方案、评估系统及相关设备的实操等内容，让使用者具备为老年人进行跌倒风险评估及干预的能力，从更专业的角度，处理好跌倒预防、风险管理、活动能力和生活质量之间的关系，达到减少跌倒、跌而不倒、倒而少伤的目的，有效提高老年人的生活质量。

感谢参与本书编写的全体专家、工作人员以及提供数据的北京新诺颐康科技有限公司、不倒翁（海南）医疗科技有限公司为本书顺利出版所付出的辛勤劳动。由于时间有限，书中难免有不足之处，敬请各位读者指正，我们将不断修订和完善。

解放军总医院第一医学中心

黄丽萍

2023 年 9 月

目 录

第1章 概 述

一、跌倒的定义与分类

跌倒是指个体突发、不自主、非故意的体位改变，是指身体倒在地上或更低平面上。根据国际疾病分类（ICD-10）中涉及跌倒的分类标准，将跌倒分为两类：①从一个平面至另一个平面的跌落；②同一平面的跌倒。

二、老年人跌倒流行状况

随着世界人口老龄化，人类预期寿命延长，伴随衰老过程的生理改变如身体功能、平衡能力、肢体协调性下降，以及其他因素的存在，如疾病、药物、认知障碍等，增加了老年人跌倒和跌倒受伤的风险。据世界卫生组织（WHO）数据统计显示，65岁及以上老年人群每年的跌倒发生率为28%～35%，70岁以上老年人群增长至32%～42%，且需要接受长期照护的老年人每年跌倒发生率为30%～50%，其中40%的老年人发生再次跌倒。

跌倒的发生率在不同国家亦有所差异。美国国家老龄化委员会和美国疾病控制与预防中心的数据显示，每年约25%的65岁以上老年人群发生跌倒；加拿大公共卫生署的数据表明，每年有20%～30%的老年人经历一次或多次跌倒；在印度，一年内约有31%的老年人经历一次或多次跌倒；在日本，每年约有20%的老年人发生跌倒。随着人口老龄化进程的加速，我国面临的老年人跌倒问题愈发严峻，据统计我国每年老年人的跌倒发生率为14.7%～34%，且老年人跌倒发生率随年龄的增长而递增，80岁以上老年人跌倒的发生率高达50%。

三、跌倒的不良结局

跌倒是全球老年人伤害死亡的第二大原因，更是我国65岁以上老年人伤害死亡的首位原因。根据全球疾病、伤害和风险因素负担研究统计，12%的意外伤害性死亡源于跌倒，因跌倒而死亡的人数占比已上升至65%。美国65岁及以上人群的跌倒死亡率为36.8/10万；加拿大65岁及以上人群的跌倒死亡率为9.4/10万；芬兰50岁及以上人群的跌倒死亡率；而我国65岁及以上人群跌倒死亡率为44.3/10万。

跌倒除导致老年人死亡外，还会导致擦伤、碰伤、扭伤或拉伤、骨折、颅脑损伤等。调查显示，因跌倒而受伤的人数占比已上升至43%，其中髋部骨折、创伤性颅脑损伤等跌倒相关严重损伤，是造成老年人生活自理能力、日常活动能力、行动独立性、生活质量下降，进而使跌倒相关死亡率居高不下的主要原因。

四、跌倒的经济消耗

由跌倒导致的软组织和骨骼损伤、硬膜下和蛛网膜下腔出血等，不仅会增加老年人的住院率，同时将产生大量直接或间接的经济消费。加拿大 85% 的跌倒损伤老年人需入院接受治疗，其平均住院时间较其他病因入院者的平均住院时间延长约 10 天，且跌倒引起的慢性疼痛、行动不便、丧失独立性，使超过 1/3 的老年人不得不接受长期护理，每年将产生 20 亿美元的直接医疗费用。在美国，每年有 280 多万名老年人因跌倒而接受急诊治疗，跌倒导致的总医疗费用达到 500 亿美元，至 2020 年此费用达到 677 亿美元。除以上直接医疗费用外，跌倒还将产生大量的间接费用，如家庭护理人员的生产力损失，在英国每年间接经济损失平均约为 40 000 美元。在中国，每年至少有 2000 万名老年人发生 2500 万次跌倒，直接医疗费用超过 50 亿元人民币，社会代价估计为 160 亿～ 800 亿元人民币。

五、跌倒的危险因素

老年人的跌倒并不是一种意外，而是潜在的危险。跌倒是多种复杂的危险因素相互作用的结果，根据世界卫生组织对跌倒的数据总结，导致跌倒的主要危险因素有以下 4 种：生物学因素、行为学因素、环境因素和社会经济因素。

（一）生物学因素

生物学因素主要包括与人体相关的个体特征，如年龄、性别和种族等不可改变的因素，以及由衰老等原因引起变化的因素，包括老年人躯体运动功能、认知情感能力下降，多种慢性病的共病等。

（二）行为学因素

行为学因素主要包括与人类行为、情绪或日常习惯相关的因素，这些因素多具有一定的可改变性，即可对日常危险行为方式（如过量饮酒、久坐、缺乏锻炼等）实施策略性干预，达到改善行为的效果。

（三）环境因素

环境因素主要包括周围环境（如家庭环境、公共环境）与个人身体状况的相互作用。导致跌倒的原因并不是环境因素本身所致，而是其与暴露在环境中的其他因素彼此影响。家庭环境危险包括狭窄的台阶、光滑的楼梯、松散的地毯及照明不足等；公共环境危险包括不良的建筑设计、湿滑的地板、破裂或不平的路面及公共场所的照明不良等，这些因素均会促发伤害性跌倒。

（四）社会经济因素

社会经济因素主要指与个人能力、社会地位及经济条件等相关的因素，包括收入状况、教育程度、住房状况、社会交互情况、社会资源及获取医疗保健和护理的能力等。

六、跌倒的干预措施

针对老年人跌倒因素的预防和干预策略，也是当前降低跌倒发生率、减轻跌倒伤害和保障老年人生命安全的必需手段。根据流行病学危险因素资料、老年人生理特点及环境特点，《老年人跌倒干预技术指南》提出，老年人跌倒的预防和干预措施一般通过个人、家庭和社区 3 个不同层面来实施。

（一）个人干预措施

采用老年人跌倒风险评估工具和老年人平衡能力测试表，社区组织和社区卫生服务机构可协助老年人进行自我跌倒评估，以帮助老年人清楚地了解自己跌倒的风险级别，这也是老年人对于跌倒自我干预的基础。老年人可以根据评估结果，纠正不健康的生活方式和行为，规避或消除环境中的危险因素，防止跌倒的发生。

（二）家庭干预措施

全国调查显示，老年人的跌倒有 50% 以上是在家中发生的，因此，家庭内部的干预非常重要。家庭环境的改善和家庭成员的良好护理，可以有效减少老年人跌倒的发生。

（三）社区干预措施

社区动员与社区健康教育是社区老年人跌倒预防与控制的基础策略。通过社区动员和社区健康教育，发动社区和社区人群积极参与到该项活动中，能为顺利实施其他干预措施提供基本条件。也就是说，没有这一基本策略的保证，上述个人策略、家庭策略和社区策略就不能顺利进行。

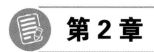 **第 2 章 跌倒风险评估**

第一节 基础评估

老年人的跌倒重在预防，而预防的第一步是评估跌倒风险、识别高风险对象。因此，选择信效度、灵敏度高的风险评估工具极为重要，可达到早发现、早预防和早干预的目的。

跌倒风险的基础评估是指对老年人的一般情况、常见跌倒风险因素进行快速评估，以尽快确定跌倒风险人群。常用于大范围人群的风险筛查。基础评估通常包括一般性评估和基于量表的综合性评估。

一、一般性评估

一般性评估也称为简单评估。在不具备采用量表评估或评估者不具备医学专业知识的情况下，可采用简单评估的方式。

（一）评估内容

评估内容主要包括以下 3 项。

1. 跌倒史。

2. 自感平衡状态。

3. 跌倒恐惧心理。

（二）评估方式

可采用一般性提问的方式，询问老年人以下 3 个问题，任何一项回答"是"，即可认为其具有跌倒风险。具体问题如下。

1. "您在过去一年内发生过跌倒吗？"

2. "您是否经常在走路或站立时感到不稳？"

3. "您是否因害怕跌倒，而影响日常行为？"

二、量表／工具评估

（一）老年人跌倒风险自评量表

老年人跌倒风险自评量表是 Rubenstein 等编制修订的，是美国疾病控制与预防中心用于筛查跌倒风险的工具。我国学者苏清清等 2018 年将其引入汉化后，量表的重测信度为 0.957，Cronbach α 系数为 0.724。该量表共含 12 个条目，总分为 0 ～ 14 分，当总分 ≥ 4 分时，提示有跌倒风险（表 2-1）。

表 2-1　老年人跌倒风险自评量表

题目	题目选项
1. 我在过去一年里跌倒过	□是　□否
2. 我使用或被建议使用拐杖 / 助行器行走，来保障安全	□是　□否
3. 我有时候走路感到不稳	□是　□否
4. 我在家中走路时，需要扶住家具来保持平稳	□是　□否
5. 我担心跌倒	□是　□否
6. 我需要用手撑扶才能从椅子上站起来	□是　□否
7. 我迈过马路牙子[a]时有些困难	□是　□否
8. 我经常急着上厕所	□是　□否
9. 我足部力量感觉有些减退	□是　□否
10. 我服用的药有时让我感到头晕或疲乏	□是　□否
11. 我正在服用催眠或调节情绪的药	□是　□否
12. 我经常感到难过或情绪低落	□是　□否
说明：题 1、题 2 选"是"各得 2 分，其他题选"是"各得 1 分，选"否"不得分，满分为 14 分。当题 1、题 3、题 5 任意一题选择"是"或总分≥ 4 分时，提示有跌倒的风险	
a. 马路牙子指路肩、路缘石，即马路边上高出来的那一块	

（二）Morse 跌倒风险评估量表

Morse 跌倒风险评估量表是 Janny Morse 于 1989 年研制的专门用于测量住院患者跌倒风险的量表，包括 6 个条目：跌倒史、≥ 1 个疾病诊断、使用行走辅助用具、静脉输液 / 置管 / 使用药物治疗、步态 / 年龄、精神状态。总分 125 分，> 45 分为跌倒高风险，25 ～ 45 分为中风险，< 25 分为低风险。量表评估时间 2 ～ 3 分钟。该量表主要适用于急性期护理及长期护理的患者，尤其适用于老年住院患者，具有良好的重测信度（表 2-2）。

表 2-2　Morse 跌倒风险评估量表

项目	评分标准		得分
1. 跌倒史	近 3 个月内无跌倒	0	
	近 3 个月内有跌倒	25	
2. ≥ 1 个疾病诊断	没有	0	
	有	15	
3. 使用行走辅助用具	不需要 / 完全卧床 / 需要协助	0	
	拐杖 / 手杖 / 助行器	15	
	依扶家具行走	30	
4. 静脉输液 / 置管 / 使用药物治疗	没有	0	
	有	20	

续表

项目	评分标准		得分
5. 步态 / 年龄	正常 / 卧床 / 轮椅代步	0	
	虚弱乏力 / ≥ 65 岁	10	
	失调及不平衡	20	
6. 精神状态	正确认识自己的能力	0	
	忘记自己限制 / 意识障碍 / 躁动不安 / 沟通障碍 / 睡眠障碍	15	
说明：> 45 分为跌倒高风险，25 ～ 45 分为跌倒中风险，< 25 分为跌倒低风险			

（三）托马斯跌倒风险评估工具

托马斯跌倒风险评估工具（STRATIFY 量表）是 Oliver 等于 1997 年专为评估老年住院患者跌倒风险而研制的量表，包括 5 个条目：跌倒史；躁动不安；频繁如厕；视力差，影响生活；行走和躯体活动。总分 5 分，≥ 2 分为跌倒高风险。量表评估时间平均 1 ～ 2 分钟。该量表适用科室广泛，主要包括内外科、老年科、肿瘤科及卒中康复科等（表 2-3）。

表 2-3　托马斯跌倒风险评估工具（STRATIFY 量表）

题目	题目选项
1. 最近一年内或住院中发生过跌倒	□是　□否
2. 躁动不安、意识欠清或无定向感	□是　□否
3. 主观视觉不佳，影响日常生活能力	□是　□否
4. 频繁如厕（如尿频、腹泻）	□是　□否
5. 活动无耐力，只能短暂站立，需协助或使用辅助器才可下床	□是　□否
说明：选"是"得 1 分，选"否"不得分，总分为 5 分 得分 ≥ 2 分即可定义为跌倒高危风险	

（四）Hendrich Ⅱ跌倒风险评估量表

Hendrich Ⅱ跌倒风险评估量表是 Hendrich 等于 2003 年专为老年住院患者研发的跌倒风险评估量表，包含有 8 个条目：男性、意识模糊 / 定向力障碍 / 行为冲动、头晕 / 眩晕、排泄方式改变、抑郁状态、服用苯二氮䓬类药、服用抗癫痫药、起立 - 行走测试（TUGT）。总分 16 分，≥ 5 分为跌倒高危风险。量表评估耗时 3 ～ 5 分钟（表 2-4）。

表 2-4　Hendrich Ⅱ跌倒风险评估量表

项目	得分
1. 意识模糊 / 定向力障碍 / 行为冲动	4
2. 抑郁状态	2
3. 排泄方式改变	1

续表

项目		得分
4. 头晕 / 眩晕		1
5. 男性		1
6. 服用抗癫痫药		2
7. 服用苯二氮䓬类药		1
8. 起立 - 行走测试	不需撑扶可自行站起	0
	撑扶一次即可站起	1
	尝试多次才能站起	3
	需要他人协助才能起身或医嘱要求他人辅助和（或）绝对卧床	4
说明：评估患者是否存在高危因素，最高分 16 分，≥ 5 分为跌倒高危风险		

（五）约翰·霍普金斯跌倒风险评估量表

约翰·霍普金斯跌倒风险评估量表（JHFRAT）是 Johns Hopkins 医院于 2003 年所制，后应用于该院的所有成年住院患者，并在两年后进行了评价和修订，可用于识别老年住院患者跌倒风险。量表包含两个部分，第一部分直接评估跌倒风险：昏迷或偏瘫患者评为低风险，6 个月内有 1 次以上跌倒史或住院期间有跌倒史评为高风险。患者不符合第一部分的情况时，进行第二部分评分，包括年龄、跌倒史、高危用药数量、大小便排泄、携带管道数、活动和认知能力 7 个维度，0 ～ 5 分为低风险，6 ～ 13 分为中风险，> 13 分为高风险。量表评估耗时 3 ～ 5 分钟（表 2-5）。

表 2-5　约翰·霍普金斯跌倒风险评估量表

第一部分		
患者昏迷或完全瘫痪	低风险	
6 个月内有 1 次以上跌倒史	高风险	
住院期间有跌倒史	高风险	
如果患者情况不符合第一部分的任何条目，则进入第二部分评定		
第二部分		
项目	评分标准	
患者年龄	60 ～ 69 岁	1
	70 ～ 79 岁	2
	≥ 80 岁	3
跌倒史	6 个月内有 1 次不明原因的跌倒经历	5
高危用药数量	1 个	3
	2 个	5
	24 小时内有镇静史	7

第二部分		
项目	评分标准	
大小便排泄	失禁	2
	紧急和频繁的排泄	2
	紧急和频繁的失禁	4
携带管道数	1 根	1
	2 根	2
	3 根及以上	3
活动能力	患者移动 / 转运或行走时需要辅助或监管	2
	步态不稳	2
	视觉或听觉障碍而影响活动	2
认知能力	定向力障碍	1
	烦躁	2
	认知限制或障碍	4

说明：
1. 高危用药主要指镇痛药、抗惊厥药、降压利尿剂、催眠药、泻药、镇静剂和精神类药
2. 第二部分总分为 35 分，0 ～ 5 分为低风险，6 ～ 13 分为中风险，> 13 分为高风险

第二节　专科评估

一、肌力评定

骨骼肌力量下降是跌倒的主要危险因素之一，尤其是下肢肌力和核心肌力下降。老年人由于下肢肌力下降，容易导致步行时步速缓慢、不稳、打软腿、抬脚困难，从而导致跌倒风险增加。核心肌力下降导致老年人姿势稳定性、姿势控制力变差，平衡能力下降，跌倒风险增加。

（一）肌力的定义

肌力可分为 3 类：绝对肌力、肌肉爆发力和肌肉耐力。肌力即绝对肌力，是指肌肉收缩产生的最大的力。肌肉爆发力是指在一定短的时间内肌肉收缩产生的最大的力。肌肉耐力是指肌肉持续维持一定强度的等长收缩，或做多次一定强度的等张（速）收缩的能力，分为持续耐力和重复耐力。

随着年龄的增长，肌肉爆发力衰减发生最早也最明显，继而是肌力下降，最后才是肌肉质量的减少。

（二）肌肉的收缩类型

肌肉的收缩分为静力性收缩和动力性收缩。静力性收缩是等长收缩，是指肌肉收缩时，肌纤维的长度没有改变，也不产生关节活动，肌纤维收缩的做功表现为肌张力增高。

动力性收缩又分为等张收缩和等速收缩。等张收缩是指肌肉收缩时肌纤维张力基本保持不变，而其长度发生改变，从而产生关节活动的肌肉收缩方式。等张收缩又分为向心收缩和离心收缩。向心收缩是指肌肉收缩时，肌纤维长度变短，肌肉起止点相互接近。离心收缩是指肌肉收缩时，肌纤维长度变长，肌肉起止点相互远离。等速收缩是指肌肉收缩时产生肌张力变化，而带动的关节运动的速度是由仪器设定不变的。等速收缩也有向心性与离心性两种不同的收缩形式，等速收缩产生的运动即为等速运动。

（三）肌力评定

1. **徒手肌力评定**　通常采用徒手肌力检查法（manual muscle testing，MMT）进行肌力评定，这种检查方法简单易行，是目前最常用的肌力检查方法，有3个标准，即Lovett分级法、MRC分级法和Kendall分级法（表2-6）。Lovett分级是国际上普遍应用的，在特定体位下，分别在减重力、抗重力和抗阻力条件下完成标准动作的肌力分级方法。MRC分级是在Lovett分级基础上以运动幅度和施加阻力的程度等进行进一步的评级，Kendall分级是各级肌力占正常肌力的百分比。

表2-6　肌力分级标准

测试结果	Lovett 分级	MRC 分级	Kendall 分级
能对抗与正常相应肌肉相同的阻力，且能做全范围的活动	5（N）正常	5（N）	100
能对抗与5级相同的阻力，但活动范围为50%～100%		5-（N-）	95
在活动的初、中期能对抗的阻力与4级相同，但在末期能对抗5级阻力	4（G）良好	4+（G+）	90
能对抗阻力，且能完成全范围活动，但阻力达不到5级水平		4（G）	80
能对抗与4级相同的阻力，但活动范围为50%～100%		4-（G-）	70
情况与3级相仿，但在运动末期能对抗一定的阻力	3（F）尚可	3+（F+）	60
能对抗重力，且能完成全范围活动，但不能对抗任何阻力		3（F）	50
能对抗重力，但活动范围为50%～100%		3-（F-）	40
能对抗重力，但运动范围＜50%	2（P）差	2+（P+）	30
不能对抗重力，但能在消除重力影响后做全范围运动		2（P）	20
消除重力影响后能活动，但活动范围为50%～100%		2-（P-）	10
触诊能发现肌肉收缩，但不引起任何关节运动	1（T）微缩	1（T）	5
无任何肌肉收缩	0（Z）零	0（Z）	0

评定方法：先嘱被检查者做主动运动，注意观察其运动的力量和幅度；然后检查者给予一定的阻力，让被检查者做对抗运动，以判断肌力是否正常。依次检查下肢各关节和躯

干的力量，并注意两侧对比。

注意事项：评定前应向患者说明检查目的、步骤、方法和感受，消除患者的紧张情绪，取得最大合作。评定中如出现疼痛、肿胀或痉挛，应在结果中注明。中枢神经系统疾病和损伤所致的痉挛性瘫痪不宜进行徒手肌力检查。

2. 等长肌力测试　又称静力性力量测试。等长测试是针对特定肌肉或肌群在一定关节角度内的最大随意收缩，可用于老年人跌倒的下肢肌力评定。主要测试握力和屈髋肌群、伸髋肌群、伸膝肌群、屈膝肌群、踝背屈群、踝跖屈群、躯干屈伸和旋转肌群的最大等长肌力。

测量仪器：手持式测力计。

测量方法：测试前检查测试设备，必要时进行校正。受试者端坐在较高的椅子上。测试者向受试者讲述测试方法，并进行 1～2 次的练习，如在测试中出现不适，应停止测试。然后让受试者休息 3 分钟。测试人员发出"预备"口令，等待 1～2 秒，再发出"开始"口令，此时受试者应尽快用最大力量做出动作，并保持 3～5 秒。肌力测试的每个动作应测试两次，取最大值，其间休息 1 分钟。

注意事项：测试前摆放好受试者的体位，近端肢体应妥善固定，按标准摆放体位，避免代偿动作。运动后、饱餐后或疲劳状态下应避免进行肌力测试，受试者在测试前的 3 天应维持正常的作息习惯，不进行剧烈运动。有心血管疾病的受试者，应注意在测试时避免为了用力而出现的憋气动作。

3. 功能性测试　5 次坐立测试（five times sit to stand test，FTSST）是一种评定老年人下肢肌力的简易方法，可用于判断受试者是否存在下肢肌力减退（表 2-7）。

表 2-7　5 次坐立测试（FTSST）

测试要求	记录用时	测试图示
（1）准备一把笔直靠背无扶手的椅子（座高为 46cm） （2）测试开始前，让受试者坐在椅子中间，双手手腕处交叉搭到对侧肩上，保持双脚平放、背部挺直，并将手臂对着胸部 （3）计时开始后，受试者须以最快的速度，完全站立起来然后再坐下，重复"起立-坐下"这个动作 5 次，停止计时 （4）可重复两次，取最好成绩，两次之间休息 1 分钟。时间精确到秒：00.00 秒 （5）如果受试者必须借助外力才能起立，则停止测试。成绩计为 0	□ 1：_____秒 □ 2：_____秒 最短用时：_____秒	
说明：用时 ≥ 16.70 秒，表示下肢力量不足，提示跌倒风险；用时 13.70～16.60 秒，表示下肢力量一般，提示跌倒风险；用时 11.20～13.60 秒，表示下肢力量良好；用时 ≤ 11.10 秒，表示下肢力量非常好		

4. 其他器械肌力测试　目前，以实验室测量方法为基础的下肢肌力测评技术包括等速肌力测试系统、肌肉功能分析评估系统、Kistler 三维测力平台等，但因测试方法复杂，且

仪器价格昂贵，故不适用于社区老年人的筛查性评定。

等张肌力测试一般采用一次重复最大重量（one repetition maximum，1RM）测试来评价个人的最大肌力，1RM 主要用于反映动力性肌力的大小。1RM 测试通常采用递增负荷的方式，结果准确。但在老年人群中 1RM 测试适用性较差，由于操作过程复杂，且容易导致老年人明显的血压波动，可能出现心律失常、心肌缺血等情况。

以上是肌肉强度的评估，肌肉质量的评估对于老年人也是很有必要的。肌肉质量评估的金标准是 MRI 检查，也可以采用 CT 协助评估。双能 X 线吸收法是一种常用的肌肉质量评估影像学手段，具有放射暴露量低、清晰区分不同组织成分等优点，是 CT、MRI 理想的替代工具，但设备的不可移动性也限制了其广泛应用。生物电阻抗分析（BIA）也是测量骨骼肌质量的一种方法，具有操作简单、无创伤的优点，推荐用于对社区老年人的筛查。

二、平衡功能评定

随着年龄的增长，人体的平衡功能逐渐下降，跌倒风险增加。平衡功能障碍是老年人跌倒最常见的原因，跌倒容易导致受伤、残疾、生活自理能力丧失和生活质量下降，严重影响老年人的身心健康，也增加了家庭和社会的负担。预防跌倒就凸显出其重要性。给予患者平衡功能综合评估以确定其跌倒风险，再进行有针对性的康复干预措施，从而降低跌倒风险。

1. 平衡的定义　平衡是人体保持稳定或保持重心落在支撑面内的能力。支撑面是指人体在各种体位或姿势下（如卧、坐、站立、行走）所依靠的接触面。

2. 人体平衡的维持机制　目前认为，人体平衡的维持需要 3 个环节的参与：感觉输入、中枢整合和运动控制。

（1）感觉输入：包含了视觉系统、躯体感觉、前庭系统。

（2）中枢整合：3 种感觉信息在包括脊髓、前庭核、内侧纵束、脑干网状结构、小脑及大脑皮质等多级平衡觉神经中枢中进行整合加工，并形成运动方案。

（3）运动控制：当平衡发生变化时，人体通过 3 种调节机制来应变，包括踝调节机制、髋调节机制及跨步调节机制。

3. 平衡的种类　人体平衡可分为静态和动态平衡两类或 3 个平衡等级。

（1）静态平衡：又称一级平衡，是指人体在无外力作用下，维持身体于某种姿势的能力，如坐、站等体位。

（2）动态平衡

1）自动态平衡：又称二级平衡，是指在无外力作用下从一种姿势调整到另一种姿势的过程，使人体在整个过程中保持平衡状态。

2）他动态平衡：又称三级平衡，是指人体在外力干扰下，可在移动身体重心后再次恢复并维持原来的体位。

4. 常用的平衡评估量表　包括 Berg 平衡量表、Tinetti 量表等。

（1）Berg 平衡量表：将平衡功能从易到难分为 14 项内容进行检查（表 2-8）。

表 2-8　Berg 平衡量表评定内容

检查序号	评定内容
1	从坐位站起
2	无支持站立
3	无支持坐位
4	从站立位坐下
5	转移
6	闭目站立
7	双脚并拢站立
8	上肢向前伸展并向前移动
9	从地面拾起物品
10	转身向后看
11	转身 360°
12	将一只脚放在凳子上
13	两脚一前一后站立
14	单腿站立

评分标准：

　　Berg 平衡量表包含 14 个动作项目，根据患者完成的质量，将每评定项目均分为 0、1、2、3、4 五个功能等级予以计分。4 分表示能够正常完成所检查的动作，0 分则表示不能完成或需要中等或大量帮助才能完成。最低分为 0 分，最高分为 56 分。检查工具包括秒表、尺子、椅子、小板凳和台阶。测试用椅子的高度要适当。

　　评分结果说明：根据所代表的活动状态，将评分结果分为 3 组。

　　0 ～ 20 分：提示平衡能力差，需乘坐轮椅。

　　21 ～ 40 分：提示有一定的平衡能力，可在辅助下步行。

　　41 ～ 56 分：平衡能力较好，能独立步行。

　　＜ 40 分：预示有跌倒的危险。

　　（2）Tinetti 量表：包括平衡和步态两部分评定，可对老年人的平衡能力及步态进行评估，进而预测老年人跌倒风险，也被称为定向移动能力评估量表。

　　1）测试方法：Tinetti 平衡与步态量表的测试应在 10 ～ 15 分钟完成，包括平衡和步态测试两部分，平衡测试有 9 个项目，满分为 16 分；步态测试共 8 个项目，满分为 12 分。每一单项最低分为 0 分（障碍），最高分为 2 分（独立），项目总分为各项目的得分之和，满分为 28 分。本测试过程中受试者可以使用通常会使用的辅助装置（如手杖、拐杖、助行架等）。

　　2）注意事项：测试时，测试者需全程注意受测者的安全，预防跌倒，测试前进行防跌倒宣教。详细内容见表 2-9，表 2-10。

　　3）结果说明：Tinetti 平衡功能评定满分为 16 分，步态 12 分，两者相加满分为 28 分。19 ～ 23 分提示存在跌倒风险；≥ 24 分为跌倒风险较低；≤ 18 分则提示高跌倒风险。

　　5. 其他常用功能性评估测试　对老年人平衡和步态障碍的早期识别很重要，为了评估老年人的跌倒风险，临床上引入了一些功能性筛查试验，如功能性前伸试验（functional reach test，FRT）、计时起立 - 行走测试（the timed up and go test，TUG）、四阶段平衡测试（four stage balance test）。

表 2-9　Tinetti 平衡评定量表

序号	检查项目	平衡表现	评分	得分
1	坐位平衡	斜靠或从椅子上滑下	0	
		稳定	1	
2	起身	没有帮助就无法完成	0	
		用上肢辅助才能完成	1	
		不用上肢辅助就能完成	2	
3	试图起身	没有帮助就无法完成	0	
		尝试一次以上才能完成	1	
		一次就完成起身	2	
4	立即站起来时平衡功能（站起的前 5 秒）	不稳定（摇晃，移动脚步，明显躯干摆动）	0	
		稳定，但是需要助行器或手杖，或抓住其他物体支撑	1	
		稳定，不需要助行器或手杖，或抓住其他物体支撑	2	
5	坐下时平衡	不稳定	0	
		稳定，但是两脚距离较宽（脚跟中点距离＞10cm），或使用手杖、助行器或其他支撑	1	
		稳定，两脚距离较窄，且不需要支撑	2	
6	轻推（患者双脚尽可能靠拢站立，用手轻推 3 次）	开始就会跌倒	0	
		摇晃并要抓东西以保持不倒	1	
		稳定	2	
7	闭眼（同第 6 姿势）	不稳定	0	
		稳定	1	
8	转身 360°	脚步不连续	0	
		脚步连续	1	
		不稳定	0	
		稳定	1	
9	坐下	不安全（距离判断错误或者跌落在椅子上）	0	
		用手辅助或动作不连续	1	
		安全，动作连续	2	
	平衡总分			0/16

表 2-10　Tinetti 步态量表

序号	检查项目	步态表现	评分	得分
1	起步	有迟疑，或须尝试多次方能启动	0	
		正常启动	1	
2	抬脚高度	左脚拖地	0	
		左脚完全抬离地面	1	
		右脚拖地	0	
		右脚完全抬离地面	1	
3	步长	左脚迈步时未超过对侧脚	0	
		左脚迈步时能够超过对侧脚	1	
		右脚迈步时未超过对侧脚	0	
		右脚迈步时能够超过对侧脚	1	
4	步态对称性	两脚步长不等	0	
		两脚步长相等	1	
5	步伐连续性	步伐与步伐之间不连续或中断	0	
		步伐连续	1	
6	走路路径	明显偏移到某一边	0	
		轻微 / 中度偏移或使用步行辅具	1	
		不使用步行辅具情况下，路线不偏离	2	
7	躯干稳定	身体有明显摇晃或需使用步行辅具	0	
		身体不晃，但需屈膝或弯腰或张开双臂以维持平衡	1	
		身体不晃，无屈膝，不需张开双臂或使用辅具	2	
8	步宽	脚跟分开（步宽大）	0	
		走路时两脚跟靠近	1	
总分				0/12

（1）功能性前伸试验（FRT）：是常见的临床测试之一，具有简便易行、经济实用的特点，可根据动态数据快速评估老年人跌倒的风险。

测试方法：受试者站立、双脚处于固定位置时，手臂向前可伸达的最远距离。具体测试方法：将 1m 标尺横向提前固定在墙壁上，受试者侧向靠墙站立，双脚分开几厘米，手握拳（手臂向前伸直），与量尺成一直线，记录第三掌骨相对于度量尺所在的位置，然后让受试者在不迈步的情况下尽可能向前伸展手臂，再次记录第三掌骨相对于度量尺所在的位置。计算两个位置之间的距离。可重复进行 3 次，计算平均值。

FRT 根据受试者手臂前伸能达到的距离，将跌倒风险分为 4 个等级：低风险，≥

25.4cm；中度风险，15.24 ～ 25.40cm；高风险，＜ 15.24cm；极高风险，无法前伸。

FRT 是一项比静态站立能力测试更为动态的测试，受到多种因素的影响，如年龄、身高、疾病状态、涉及关节（如肩关节、髋关节、踝关节）的活动度等。因此，在测试过程中应充分考虑各种因素的影响，尽可能保证结果的准确性。

（2）计时起立 - 行走测试（TUG）：是一种快速定量评定平衡和步行功能的方法，该评定方法简单，容易掌握，应用方便。在临床上有广泛的应用价值，有一定的预测跌倒风险的作用。

评估方法如下：

1）患者穿平常穿的鞋，坐在有扶手的高背椅上（椅子坐高约 45cm，扶手高约 20cm），身体靠在椅背上，双手放在扶手上。如果使用助行器（如手杖、助行器），则将助行器握在手中。

2）在离座椅 3m 远的地面上贴一条彩条。当测试者发出"开始"的指令后，患者从靠背椅上站起。站稳后按平时走路的步态，向前走 3m，过标记物后转身，然后回到椅子前，再转身坐下，靠到椅背上。测试过程中不能给予任何躯体的帮助。

3）测试者记录患者背部离开椅背到再次坐下（靠到椅背）所用的时间（以秒为单位），以及在完成过程中出现可能跌倒的危险性。

4）正式测试前，允许患者练习 1 ～ 2 次，以确保患者正确理解整个测试过程（表 2-11）。

5）评分标准：除了记录所用时间外，对测试过程中的步态及可能跌倒的危险性按以下标准打分。1 分：正常；2 分：非常轻微异常；3 分：轻度异常；4 分：中度异常；5 分：重度异常。

表 2-11　计时起立 - 行走测试（TUG）

测验次数	所用时间	评分	评估者	辅助工具
1				无 / 单脚拐 / 四脚拐 / 助行架
2				无 / 单脚拐 / 四脚拐 / 助行架
3				无 / 单脚拐 / 四脚拐 / 助行架
平均				无 / 单脚拐 / 四脚拐 / 助行架

6）评估结果说明

①健康人完成 TUG，用时≤ 10 秒表明正常。

②社区老年人完成 TUG，用时＞ 13.5 秒表明跌倒风险增加（提示患者需要进行防跌倒康复干预）。

③老年脑卒中患者完成 TUG，用时＞ 14 秒表明跌倒风险增加（提示患者需要进行防跌倒康复干预）。

④帕金森病患者完成 TUG，用时＞ 11.5 秒表明跌倒风险增加（提示患者需要进行防跌倒康复干预）。

⑤体弱的老年人完成 TUG，用时≥ 32.6 秒表明跌倒风险增加和 ADL 更依赖（提示患者需要进行防跌倒康复干预）。

（3）四阶段平衡测试：四阶段平衡测试用于筛查个体跌倒风险，主要评估个体是否存在静态平衡障碍，是姿势稳定性测试的一种。测试内容见表2-12。

表2-12 四阶段平衡测试

测示图示	测试内容	记录时间
	阶段一：双脚紧挨，并排站立	时间：_____秒
	阶段二：将一只脚的脚背挨着另一只脚的踇趾站立	a.（左脚前）时间：_____秒 b.（右脚前）时间：_____秒
	阶段三：将一只脚放在另一只脚的脚跟前，脚跟挨着脚趾站立	a.（左脚前）时间：_____秒 b.（右脚前）时间：_____秒
	阶段四：单脚站立	a.（左脚前）时间：_____秒 b.（右脚前）时间：_____秒

测试说明：向受试者描述并演示每个体位。测试时，受试者不应使用辅助设备（手杖或助行器），并应保持双眼睁开。测试人员应站在受试者旁边，握住他们的手臂，帮助他们找到正确的姿势，当其身体稳定时，放开并记录他们能保持这个姿势的时间，但如果他们失去平衡，要随时保护受试者的安全。

测试结果说明：按阶段顺序测试，能够在不移动脚或不需要支撑的情况下坚持10秒，方可进行下一个姿势。每个阶段可重复测试2～3次，如尝试3次均未达10秒，取最好成绩，并停止测试，提示静态失衡，有跌倒风险。

第三节 专项评估

一、感知觉评估

（一）评估内容

评估老年人的视觉、听觉、前庭功能、足部/踝部感觉是否异常。

（二）风险判定

符合下列情况之一，提示有跌倒风险。

1. 视觉　视野缺损、失明、眼科疾病（如白内障）等。

2. 听觉　听力减退、耳聋等。

3. 前庭功能　前庭功能紊乱，如梅尼埃病、耳石症等。

4. 足部/踝部感觉　存在麻木、刺痛、温痛觉下降或触觉下降。

二、跌倒相关疾病评估

（一）评估内容

评估老年人是否患有与跌倒高度相关的神经系统疾病、心血管系统疾病、骨骼肌肉系统疾病、脑血管疾病和泌尿系统疾病等。

（二）风险判定

符合下列情况之一，提示有跌倒风险。

1. 神经系统疾病　帕金森病、痴呆、周围神经系统病变、糖尿病周围神经病变等。

2. 心血管系统疾病　高血压、体位性或餐后低血压等。

3. 骨骼肌肉系统疾病　骨质疏松、骨关节疾病等。

4. 脑血管疾病　脑卒中、小脑疾病等。

5. 泌尿系统疾病　尿失禁、前列腺增生等。

三、跌倒相关用药评估

（一）评估内容

评估老年人是否存在跌倒相关的高危用药情况，如使用精神类药物和心血管药物等。

（二）风险判定

符合下列情况之一，提示有跌倒风险。

1. 使用抗精神病药物　如典型抗精神病药物和非典型抗精神病药物等。

2. 使用抗抑郁药物　如单胺氧化酶抑制剂、三环类抗抑郁药、四环类抗抑郁药及 5- 羟色胺再摄取抑制剂等。

3. 使用抗癫痫药物　如巴比妥类、乙丙酰脲类、琥珀酰亚胺类、双链脂肪酸类、苯甲二氮䓬类等。

4. 使用镇静催眠药　如巴比妥类药、抗焦虑药及其他镇静催眠药等。

5. 使用抗高血压药　如利尿剂、β 受体阻滞剂、钙通道阻滞剂、血管紧张素转化酶抑制剂和血管紧张素 II 受体阻滞剂等。

6. 使用利尿药　如噻嗪类、髓袢类利尿剂，保钾利尿剂，渗透性利尿剂等。

7. 使用降血糖药　如磺脲类药、双胍类药物、α- 糖苷酶抑制剂等。

8. 多重用药　用药种类≥ 5 种。

9. 其他　如 I A 类抗心律失常药物。

四、认知功能评估

（一）评估内容

评估老年人的认知功能是否存在异常。

（二）风险判定

采用简易精神状态检查表（mini-mental state examination，MMSE），评估结果异常者，提示有跌倒风险。

MMSE 由 5 个方面、21 个问题及 30 个条目组成，条目回答正确计 1 分，回答错误或未回答计 0 分，总分 0 ～ 30 分。MMSE 的得分受文化程度的影响较大，故对受教育程度不同的参与者采用不同的筛选界线，总分在分界值以下初步评定为可能存在认知功能障碍，总分在分数值以上则评定为认知功能正常（表 2-13）。

表 2-13　简易精神状态检查表

项目	评分		项目	评分	
1. 今年是哪一年	1	0	18. 再减 7	1	0
2. 现在是什么季节	1	0	19. 回忆：皮球	1	0
3. 今天是几号	1	0	20. 回忆：国旗	1	0
4. 今天是星期几	1	0	21. 回忆：树木	1	0
5. 现在是几月份	1	0	22. 命名：手表	1	0
6. 你现在在＿＿省（市）	1	0	23. 命名：钢笔	1	0
7. 你现在在＿＿县（区）	1	0	24. 复述：四十四只石狮子	1	0
8. 你现在在＿＿乡（镇、街道）	1	0	25. 阅读并照做：闭上你的眼睛	1	0
9. 你现在在哪个地方	1	0	26. 用右手拿这张纸	1	0
10. 你现在在第几层楼	1	0	27. 再用双手把纸对折	1	0
11. 复述：皮球	1	0	28. 将纸放在您的左腿上	1	0
12. 复述：国旗	1	0	29. 写一句完整的句子	1	0
13. 复述：树木	1	0	30. 按样作图	1	0
14. 100 − 7	1	0			
15. 再减 7	1	0			
16. 再减 7	1	0			
17. 再减 7	1	0			
说明：总分 30 分，分数值与受教育程度有关，文盲 ≤ 17 分，小学程度 ≤ 20 分，中学及以上程度 ≤ 24 分，为有认知功能缺陷，提示有跌倒风险					

五、跌倒相关心理评估

（一）评估内容

评估老年人是否存在明显的抑郁症状和（或）跌倒恐惧心理。

（二）风险判定

1. 抑郁情绪　采用简版老年抑郁量表（geriatric depression scale-15，GDS-15），评估结果异常者，提示有跌倒风险（表 2-14）。

GDS-15 源于老年抑郁量表（geriatric depression scale，GDS），是一种简短的 15 个条目量表，除条目 1、5、7、11 为反向计分外，回答"是"计 1 分，"否"计 0 分，得分 0 ～ 15 分，超过 5 分认为存在抑郁情绪。

表 2-14　简版老年抑郁量表（GDS-15）

题目	题目选项
1. 你对生活基本上满意吗？	□是　□否
2. 你是否放弃了许多活动和兴趣爱好？	□是　□否
3. 你是否觉得生活空虚？	□是　□否
4. 你是否常感到厌倦？	□是　□否
5. 你是否大部分时间感觉精神良好？	□是　□否
6. 你是否害怕会有不幸的事落到你头上？	□是　□否
7. 你是否大部分时间感到快乐？	□是　□否
8. 你是否常有无助的感觉？	□是　□否
9. 你是否愿意待在家里而不愿意去做新鲜事？	□是　□否
10. 你是否觉得记忆力比大多数人差？	□是　□否
11. 你是否认为现在的生活很惬意？	□是　□否
12. 你是否觉得像现在这样活着毫无意义？	□是　□否
13. 你是否觉得你的处境没有帮助？	□是　□否
14. 你是否觉得大多数人的处境比你好？	□是　□否
15. 你集中精力有困难吗？	□是　□否
说明：条目 1、5、7、11 回答"否"计 1 分，其他答"是"计 1 分，总分≥5 分，提示有跌倒风险	

2. 跌倒恐惧心理　采用修订版老年人跌倒效能量表（modified falls efficacy scale，MFES）（表 2-15），评估结果异常者，提示有跌倒风险。

MFES 是用于评估老年人更衣、洗浴等日常活动时跌倒效能的量表，即老年人在进行日常活动时，对自己不跌倒的把握程度有多大。该量表共包含 14 个条目，每个条目 0 ～ 10 分，得分越低，表示老年人因恐惧跌倒而丧失日常活动时，不跌倒的信心程度越低，跌倒风险越大。

表2-15　修订版老年人跌倒效能量表

项目	评分										
1. 更衣	0	1	2	3	4	5	6	7	8	9	10
2. 准备简单饭菜	0	1	2	3	4	5	6	7	8	9	10
3. 淋浴	0	1	2	3	4	5	6	7	8	9	10
4. 从椅子上起落	0	1	2	3	4	5	6	7	8	9	10
5. 上床与下床	0	1	2	3	4	5	6	7	8	9	10
6. 应门或接电话	0	1	2	3	4	5	6	7	8	9	10
7. 在房间里走动	0	1	2	3	4	5	6	7	8	9	10
8. 伸手到箱子或抽屉里拿东西	0	1	2	3	4	5	6	7	8	9	10
9. 做轻体力家务	0	1	2	3	4	5	6	7	8	9	10
10. 简单购物	0	1	2	3	4	5	6	7	8	9	10
11. 乘坐公共交通工具	0	1	2	3	4	5	6	7	8	9	10
12. 过马路	0	1	2	3	4	5	6	7	8	9	10
13. 做轻体力园艺或晾晒衣服	0	1	2	3	4	5	6	7	8	9	10
14. 上下楼梯	0	1	2	3	4	5	6	7	8	9	10

说明：0分，一点把握也没有；5分，有一定把握；10分，有充足把握；介于两者之间则选择对应数值。
总分＜60分，提示有跌倒风险

第四节　环境评估

环境因素是老年人跌倒的独立因素，30%～50%的跌倒与环境因素相关，这些环境因素包括光滑不平整的地面、障碍物、楼梯、照明不佳、恶劣天气等。新加坡健康促进委员会（HPB）制定的《社区中老年人预防跌倒的临床实践指南》（CPG）和我国卫生部2011年发布的《老年人跌倒干预技术指南》均指出，居住环境会影响老年人跌倒发生。调查显示，健康老年人更容易在室外发生跌倒，功能障碍的老年人跌倒多发生在室内，而基于专业人员的环境评估及改造可以将高危老年人跌倒的发生率降低38%～39%。由此可见，尽早识别环境中的危险因素是适老化环境改造的必要前提，有利于降低老年人的跌倒风险。

一、常见的环境风险

（一）室内环境

昏暗的灯光，湿滑、不平坦的路面，在步行途中的障碍物，不合适的家具高度和摆放位置，楼梯台阶，卫生间没有扶栏、把手等都可能增加跌倒的危险，不合适的鞋子和行走辅助工具也与跌倒有关。

（二）室外环境

室外的危险因素包括台阶和人行道缺乏修缮，雨雪天气、拥挤等都可能引起老年人跌倒。

二、居家环境风险评估

可采用预防老年人跌倒家居环境危险因素评估表对老年人的居住环境进行评估，该工具评估内容包括地面和通道、客厅、卧室、厨房及卫生间 5 个维度，21 个条目，任一条目为"否"者，提示有跌倒风险（表 2-16）。

表 2-16 预防老年人跌倒家居环境危险因素评估表

序号	评估内容	评估方法	选项（是；否）	
			第一次	第二次
地面和通道				
1	地毯或地垫平整，没有褶皱或边缘卷曲	观察		
2	过道上无杂物堆放	观察（室内过道无物品摆放，或摆放物品不影响通行）		
3	室内使用防滑地砖	观察		
4	未养宠物猫或犬	询问（家庭内未饲养猫、犬等动物）		
客厅				
1	室内照明充足	测试、询问（以室内所有老年人根据能否看清物品的表述为主，有眼疾者除外）		
2	取物不需要使用梯子或凳子	询问（老年人近一年内未使用过梯子或凳子攀高取物）		
3	沙发高度和软硬度适合起身	测试、询问（以室内所有老年人容易坐下和起身作为参考）		
4	常用椅子有扶手	观察（观察老年人习惯用椅）		
卧室				
1	使用双控照明开关	观察		
2	躺在床上不用下床也能开关灯	观察		
3	床边没有杂物影响上下床	观察		
4	卧室有可供使用的电话（手机）	观察（老年人躺在床上也能接打电话）		
厨房				
1	排风扇和窗户通风良好	观察、测试		
2	不用攀高或不改变体位即可取用常用厨房用具	观察		
3	厨房内有可供使用的电话（手机）	观察		
卫生间				
1	地面平整，排水通畅	观察、询问（地面排水通畅，不会存有积水）		

续表

序号	评估内容	评估方法	选项（是；否）	
			第一次	第二次
2	不设门槛，内外地面在同一水平	观察		
3	马桶旁有扶手	观察		
4	浴缸／淋浴房使用防滑垫	观察		
5	浴缸／淋浴房旁有扶手	观察		
6	洗漱用品可轻易取用	观察（不改变体位，直接取用）		
说明：任一条目为"否"者，提示有跌倒风险				

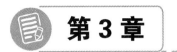# 第 3 章　疾病与跌倒

第一节　脑血管病与跌倒

一、概述

脑血管病是中老年常见病、多发病。可以引起运动、感觉和平衡等功能障碍，是一种增加脑血管病患者跌倒危险性的疾病。脑血管病患者不管在急性期还是在康复期，跌倒都会频繁发生。跌倒不仅造成患者身体、生理上的伤害，而且引起患者自理能力信心的下降及功能状态的进一步衰退。跌倒是老年人伤残、失能和死亡的重要原因之一。跌倒是指不能控制或非故意地倒在地上或其他较低平面上，且排除遭受猛烈击打、意识丧失、突然瘫痪或癫痫发作等原因。跌倒可造成机体软组织损伤、心理伤害甚至死亡，可增加人力投入、经济损失甚至加剧医患矛盾。调查显示，随着年龄的增长跌倒风险逐渐增加，75 岁以上社区老年居民跌倒发生率高达 42%，其中以神经疾病患者居多。

二、脑血管患者跌倒特征

在社区生活的脑血管病患者中，有 50% 的患者留有不同程度的后遗症，有跌倒的风险。在急性治疗期有过跌倒的老年人为 14% ～ 64.5%，在康复治疗阶段为 24% ～ 47%，在返回社区生活的脑血管患者中，跌倒发生率为 37.5% ～ 73%，其中超过 47% 的社区脑血管病老年患者有超过 1 次的跌倒。同时研究表明，陪护人员对于跌倒的原因及预防常识认知率低，也是发生跌倒的重要原因。跌倒对老年人的危害性很大。跌倒，轻则皮肤组织擦伤、淤血、水肿或撕裂伤，重则骨折、颅内出血甚至死亡。据文献报道，在英国，1 年中约有 14 000 名老年人由于跌倒而死亡。在美国，跌倒已居老年人死亡原因的第六位。美国老年人死亡中有 70% 与跌倒有关。跌倒在我国人群的意外伤害死因顺位中排在第四，而在 65 岁及以上老年人中则居于首位，并且随年龄的增长，跌倒的死亡率急剧上升，在 85 岁及以上老年人中达到了最高。跌倒不仅引发生理伤害，而且由此产生的心理压力也不容忽视。患者由于心理上害怕再次跌倒，从而限制了日常活动，过度依赖外界的帮助，逐渐演变为功能丧失，严重影响老年人的生活质量。除此之外，老年住院患者的跌倒还会导致住院时间延长，造成经济上的损失，还有可能因此而引发医疗纠纷。

三、引发跌倒的危险因素

脑血管病患者跌倒的原因分为内在因素和外在因素。

（一）内在因素

身体虚弱、年龄偏大是老年人跌倒的主要危险因素。脑血管病患者可出现运动功能障碍，如肢体肌力下降、肌肉挛缩、关节运动受限、平衡功能下降等。结果显示，平衡能力及步态评定差的患者跌倒次数多。同时认知缺陷也是发生跌倒的一个内在危险因素，且多次跌倒患者认知水平比一次跌倒者要差。对于 75 岁以上经常跌倒的老年人来说，认知缺陷是一个独立的危险因素。

（二）外在因素

1. 药物、环境、时间因素及陪护人员因素等。跌倒患者中有 34.3% 长期服用催眠药；服用抗抑郁药 1 个月以上者占 26.9%，由此可见，长期服药是跌倒的危险因素之一。

2. 环境因素。老年人跌倒多发生在室内，其中卫生间、厨房是发生跌倒的最危险的室内场所，直接原因是地面太滑、进出浴室或浴盆无扶手等。

3. 时间因素。跌倒的时间段主要集中在两个：下午 3 时到晚上 9 时，凌晨 0 时到早晨 7 时。

4. 护理人员或陪护人员缺少预防跌倒的相关知识，也是老年人发生跌倒的重要外在因素。54.7% 的护士不了解诱发老年人跌倒的外在因素，75.5% 的陪护人员不了解跌倒的原因，45.1% 的陪护人员不能协助患者选择正确的活动方式等，陪护人员对于脑血管病患者跌倒的原因和预防知识认知率低，仅为 24.5%。

（三）其他因素

1. 跌倒史、慢性病数量、服用药物的数量、动态平衡能力下降、静态平衡能力下降、步态削弱六大因素是导致脑血管病老年患者跌倒的诸多因素。

2. 在慢性脑卒中患者中，特定活动平衡信心是影响其跌倒的重要因素，而非平衡及身体活动能力。

3. 脑卒中患者出院 6 个月内，发生跌倒的危险预测取决于两个因素，即住院跌倒倾向和上肢功能障碍程度，且跌倒危险与住院跌倒倾向呈正相关，而与上肢功能呈负相关。

四、脑血管病患者跌倒风险评估

筛选出跌倒高危人群是预防跌倒发生的第一步。国内对老年患者跌倒评估工具的研究起步较晚，多为国外量表汉化后进行信效度检验引用，普及率较高的是汉化版 Morse 跌倒评估量表，也有学者自行研制，2011 年卫生部在《老年人跌倒干预技术指南》中推荐应用老年人平衡能力测试。吴婵婵等编制了《脑卒中患者预防跌倒行为评价量表》，具有良好的信度和效度，有一定的应用价值。

五、脑血管病患者跌倒预防措施

1. 由于平衡功能下降是导致跌倒的相关因素之一，因此改善老年人平衡功能是预防老年人跌倒、提高其生活质量的重要措施之一。有氧运动能促进神经肌肉的血供，延缓血管系统的退变，有改善机体平衡功能作用，其中踏车运动能有效增加脑血管病恢复期患者的平衡能力、下肢肌力及下肢运动功能。

2. 健康教育。健康教育的开展对照顾者和患者都至关重要，《中国脑卒中护理指导规范》

提出，医护人员应根据患者跌倒的危险程度给予针对性的健康教育。健康教育的方式多种多样，有图文式、视听式、个体化、案例式、信息化健康教育等。一对一的健康教育可提高老年住院患者跌倒的认知水平，有效降低住院患者的跌倒率，提升护理质量。针对老年脑卒中患者这一人群，有必要进行个性化教育，提高患者的跌倒预防意识。入院后进行准确评估，帮助患者熟悉环境，对易造成老年脑卒中患者跌倒的药物及时告知，进行安全药物管理，对高跌倒风险和维生素缺乏的老年脑卒中患者进行维生素和钙的补充。

3. 运动训练：步态和平衡再训练可促进功能性活动的康复。一项纳入 43 项研究的 Meta 分析报道显示，以平衡、重量转移和步态为目标的运动训练可以有效改善脑卒中患者的平衡能力。因此，针对有平衡障碍的老年脑卒中患者，康复师对其制订肌力训练、步行训练、功能性活动训练等运动处方，有效改善卒中患者平衡性、灵活性及肌力是十分必要的。最佳实践指南中建议跌倒高风险的脑卒中患者每周至少参加两次锻炼。慢跑、打太极拳、跳广场舞等活动可增进患者感知，提高患者的记忆力，促使其思维能力的提升，有利于卒中患者认知能力的改善，进一步降低跌倒的发生率。

4. 关注心理状态：有言语障碍和跌倒恐惧的患者心理安全水平低，照护者应观察老年脑卒中患者的需求，及时排除跌倒存在的隐患，给予心理支持，促进患者心理安全水平的提高。正念认知疗法能够提高伴抑郁患者的康复效果，改善患者的生活质量。

第二节　心血管疾病与跌倒

一、概述

跌倒是指突然发生、不自主、非故意的体位改变，倒于地面或低于初始位置的平面，是我国护理不良事件前三位原因之一，位列伤害死亡原因的第四，不仅对患者的生命安全、疾病康复及经济等造成一定影响，同时也是医疗纠纷的隐患之一。心血管疾病是老年人群常见病，该类患者心脏受损、心功能低下导致心排血量减少，易引起心悸、疲乏无力、头晕等症状，可使跌倒风险增加 32%，且跌倒后，有心血管疾病的患者严重程度要高于未患心血管疾病的患者。一项对心血管疾病（如心肌梗死、心房颤动和心力衰竭）成人患者的分析发现，无论年龄多大，60% 以上的患者都有中度至较高度的跌倒风险。老年人跌倒的风险特别高，而跌倒又是老年人受伤的主要原因。心血管和非心血管相关跌倒风险都随着年龄的增长而增加。在患有非心血管疾病、服用降低血压或损害步态和平衡的药物背景下，耐受性良好且最初有效的心血管疾病药物治疗方案通常会导致跌倒。同样，非心血管药物、环境因素（如环境温度的变化）、液体摄入量、家庭中的危险因素（如地毯松动、宠物）和认知障碍，都会加剧老年心血管疾病患者的跌倒风险。因此，预防心血管疾病患者跌倒是医护人员需要重点关注的内容。

二、心血管疾病患者跌倒特征

我国每年至少有 2000 万名老年人发生 2500 万次跌倒，65 岁及以上老年患者在医院中跌倒发生率达 30%，80 岁以上老年患者跌倒概率高达 50%。跌倒在影响老年人身体健康和生活质量的原因中，所占的比例逐年增加。研究显示，心血管疾病患者跌倒发生率为 38.25%，跌倒发生后，有 73.24% 的患者受伤，其中 5.90% 的患者发生骨折甚至死亡，45.40% 的患者在不同时间段内出现生活自理困难的情况。心血管疾病女性患者跌倒发生率较男性高，可能与女性绝经后雌激素下降、钙流失、容易发生骨质疏松有关。心血管疾病患者跌倒多发生在冬季，6 时和 23 时是跌倒发生的高危时段。患者起床后洗漱和排泄多集中在 6 时进行，此时活动较多，且心血管疾病患者容易在清晨发生直立性低血压，跌倒风险高。心血管疾病患者夜间迷走神经兴奋，心排血量骤减，起床时，体位突然发生变化及排便时屏气用力等，易导致一过性脑供血不足，使跌倒风险增加。

三、引起跌倒的心血管疾病

心血管疾病往往通过引起心脑缺血，诱发心绞痛、头晕、黑矇、晕厥，从而导致跌倒的发生。引起跌倒的心血管疾病原因如下。

1. 心律失常

（1）室性心律失常：心脏节律紊乱是晕厥和跌倒的最常见及有害的病因之一，心律失常性晕厥最常见的原因是室性心律失常，占晕厥原因的 11%。而由室上性心动过速引起的晕厥和跌倒，被认为与改变了的血管紧张度有关，与心室率无关。与预激综合征有关的心房颤动（简称房颤）可诱发快速性室性心律失常，从而导致晕厥、跌倒。与长 QT 间期有关的多形性室性心动过速，是晕厥和猝死的原因。快速性室上性心律失常是年轻人所引起晕厥和跌倒的重要因素，而在老年人跌倒发生因素中所占比重明显较小。

（2）病态窦房结综合征：在老年患者中，由于窦房结功能不全引起的缓慢性心律失常是跌倒的重要原因。病态窦房结综合征在 40% ～ 50% 的晕厥患者中有症状，患者可能会因为窦性停搏或继发于室上性心动过速，自发转换为窦性心律时的窦性停搏而晕厥。

（3）心脏传导阻滞：持续或间断高度房室传导阻滞患者，长时间站立可引起心排血量不足或间歇的长 QT 间期，导致严重的心动过缓，引起患者快速性室性心律失常，导致晕厥和跌倒。

2. 颈动脉窦超敏综合征　颈动脉窦超敏综合征被认为是老年人晕厥和跌倒反复发作的重要原因。研究表明，5% ～ 25% 的无症状老年人患有颈动脉窦超敏综合征，其中有 5% ～ 20% 发生颈动脉窦超敏综合征性晕厥。在社区门诊中，因颈动脉窦超敏综合征而反复发作晕厥和跌倒的患者占 20.8%。这些研究结果相同的是：颈动脉窦超敏综合征患者均为老年人，其发病与年龄和心血管疾病有关，颈动脉窦粥样硬化是其可能的发病机制，这也解释了本病在 50 岁以下人群中发病较少的原因。因此在跌倒的老年人中，颈动脉窦超敏综合征的可能性必须予以充分评估。

3. 血管迷走性晕厥　在倾斜试验中，血管迷走性晕厥的触发因素被认为是源于心脏的，因此倾斜被认为是血管迷走性晕厥的一个最通常的因素，是引起老年人反复发生跌倒的重要原因。在 149 例社区门诊患者中进行延长的头朝上倾斜试验，8.7% 的患者有血管迷走性晕厥，在晕厥的急诊患者中患病率达 25.0%。

4. 血压调节障碍

（1）直立性低血压：直立性低血压由美国神经病学学会定义为站立后 3 分钟内，收缩压下降 20mmHg 或舒张压下降 10mmHg，伴或不伴其他症状。各项研究表明，不同人群直立性低血压的患病率差异较大，原因可能是评估样本的变异、测量血压的方法，以及测量人员本身的问题所致。直立性低血压常在清晨、进食后和运动后发生。心脏疾病可引起突发直立性低血压的原因包括未发现的心肌梗死或心律失常，其他则包括一些不能代偿、增加心排血量的疾病。包括严重的扩张型心肌病、主动脉瓣狭窄、缩窄性心包炎及任何原因引起的进行性心力衰竭。关于直立性低血压与跌倒的关系，不同研究得出不同的结论。大部分回顾性研究显示，直立性低血压与跌倒有相关性，也有持相反结论的研究；前瞻性研究则显示，直立性低血压并非跌倒的危险因素。然而，近年来有基于社区人群的干预试验，在减少了引起直立性低血压的药物剂量和种类后，跌倒的发生率降低。跌倒与直立性低血压的关系尚需进一步的研究证实。

（2）其他血压调节障碍：进餐、排尿、排便可引起血压降低而致晕厥，可能与内脏血液重新分布、血压不能代偿稳定有关；餐后低血压在老年人中患病率较直立性低血压高，一项横断面研究发现，其在住院老年人中的患病率达 74.7%。但餐后低血压很少出现伴随症状，极易被忽视，占住院老年人晕厥发作的 8.0%。

5. 机械性梗阻及其他原因

（1）主动脉瓣狭窄：在 30%～60% 的老年患者中，可闻及功能性心脏收缩期杂音。对有劳累后晕厥或有左心衰竭、心绞痛症状的患者，主动脉瓣区可闻及收缩期杂音，应首先排除慢性主动脉瓣狭窄；左心室流出道梗阻可引起典型的奋力性晕厥，严重的主动脉瓣狭窄提示预后差。

（2）其他原因：如冠心病、左心衰竭、心肌梗死、锁骨下侧支迂回等。晕厥和跌倒是老年人心肌梗死的不典型表现，可能是由于反射性心跳缓慢（Bezold-Jarisch 反射）引起的短暂性缓慢性心律失常；其他器质性心脏病很少是晕厥和跌倒的直接原因，如左心房黏液瘤、严重二尖瓣狭窄、人工瓣膜功能不全等。

6. 使用引起跌倒的心血管药物　使用易导致心律失常的抗心律失常药物，易致血容量绝对或相对不足的利尿剂和血管扩张剂，以及影响自主神经功能的药物均可引起跌倒。一项纳入了 29 项研究的 Meta 分析报道显示，ⅠA 类抗心律失常药、地高辛及利尿剂与老年人跌倒相关，但此 Meta 分析纳入的均为非随机对照试验，主要依据的是观察数据，仅对混杂因素、剂量、疗程进行了极小的调整。因此，这些药物在老年人跌倒和晕厥中的作用尚需大规模前瞻性对照试验及更长的随访期限来证实。

四、心源性跌倒的诊断

在评估心源性跌倒事件时，详细的病史、体格检查、心电图检查是最重要的部分。这 3 个部分在大多数患者中能够提供诊断或提示需要行何种诊断性试验，可减少不必要且昂贵的检查，从而节省医疗费用。

1. 病史　综合考虑跌倒前的事件，起病的严重程度，目击者描述恢复时的特征，既往病史，既往跌倒的频率将指导医师评估患者，协助诊断。

（1）跌倒前事件：①颈动脉窦超敏综合征。转颈、应激、疼痛、恐惧、拥挤、站立时间过长、咳嗽、排尿、吞咽、排便等诱发，在失去意识前都有前驱症状，一般为恶心、面色苍白、大汗淋漓或突然跌倒。②心源性。突然发作、用力（机械性的）；胸痛、心悸（心律失常），由室性心动过速引起的晕厥和跌倒，常没有前驱症状。③药物相关性。抗心律失常药、地高辛、β肾上腺素受体阻滞剂、血管紧张素转化酶抑制剂（ACEI）、硝酸酯类、利尿剂、乙醇等。④直立性低血压。突然改变体位后发生。

（2）恢复期：各种原因引起的晕厥和跌倒，以恢复期长短来鉴别相当困难，但一般来说，血管迷走性晕厥常较体位性晕厥的恢复需要更长的时间，而窦性停搏患者常在数秒内苏醒。

（3）目击者的描述：除了患者提供的病史外，事件的目击者提供的信息也是非常有参考价值的。要完全评估患者，必须有陪伴患者到急诊室或诊所的目击者提供的信息。当然，目击者提供的信息可能也不都是准确的。

（4）既往病史：跌倒的发生频率在调查初始即需予以评估，缺血性心脏病的相关危险因素在临床评估时也必须注意。

（5）用药史：老年人使用的药物中，有一些可能导致晕厥。老年人应有一份详细的用药史，尤其是在改变用药方案时或开始使用新药时，有可能引起跌倒，必须予以重视。

（6）混杂因素：血管迷走性晕厥可能具有家族性，详细的家族史资料应该包括意外死亡的远亲和任何有关的家族疾病。一份完整的社会史对于准确诊断缺血性心脏病的危险因素也是很重要的。

2. 检查

（1）体格检查：在对跌倒的老年人进行全面体格检查中，应注意生命体征，重视心血管和神经系统的检查。因心脏疾病导致晕厥和跌倒的预后极差，体格检查的原则和目标是排除潜在的心血管异常。心血管系统检查有可能发现因左心室流出道梗阻而产生特征性的脉搏或杂音，可通过心前区听诊发现二尖瓣脱垂、左心房黏液瘤、肺动脉高压或人工瓣膜功能障碍。需要提出的是，老年人主动脉瓣狭窄的杂音在心尖区而不是在主动脉瓣区强度最大，心脏病和（或）充血性心力衰竭患者可闻及第三或第四心音。

（2）心电图检查：标准化的12导联心电图是诊断心源性晕厥和跌倒的基础。大部分老年患者虽然有心电图异常，但并不能以此诊断为跌倒的原因。在2%～11%的患者中，通过短期监测出现的心电图异常，提示可能是晕厥和跌倒的潜在原因。希-浦传导系统疾病患者中，延长的PR间期及伴随的束支传导阻滞可能很明显，这种模式作为晕厥和跌倒的原因，可提示周期的完全性心脏传导阻滞，为诊断潜在器质性心脏病提供线索。心电图可提示窦房结功能不全、心肌梗死、室性预激综合征或长QT间期综合征。左心室肥厚的电压标准，可提高对左心室流出道梗阻的怀疑，但需要指出的是，在老年人中，随增龄而下降的QRS电压使得左心室肥厚的电压并不如预期的高。

（3）动态心电图检查：在详细询问病史、体格检查、心电图检查后，仍有50%的患者不能明确诊断。动态心电图检查对于心律失常患者是非常有价值的无创性检查，但与症状相关的动态心电图检查发现的心律失常仅占4%。完全的心脏停搏，窦性停搏2秒或以上、室性心动过速都很少在无症状患者中出现。然而，作为准确诊断，应有晕厥和跌倒与心律失常同时出现的证据。

（4）环路心电记录仪（loop ECG recorder）和可置入式环路心电记录仪（inserted loop

ECG recorder）：从动态心电图监护仪监测中受益最多的患者是那些在短时间内出现多次、频繁晕厥和跌倒的患者；对于症状不常发作的患者，环路心电记录仪是很有意义的。环路心电记录仪具有数字存储器，患者能够在晕厥发作前及清醒后启动设备，记录之前及随后的 30～60 秒的节律。而另一种更方便的可置入式环路心电记录仪，可进行长期心电图监测，延长了检测时间，提高了患者的依从性，但在置入时有发生感染的风险。

（5）二维超声心动图检查：超声心动图对于诊断瓣膜异常、心室肥厚、心室功能异常非常有意义。

（6）心脏电生理试验：电生理检查被用来评估无创性检查结果为阴性或不能确诊的患者。一般来说，电生理检查对缓慢性心律失常患者敏感性较低，其检测窦房结功能不全的敏感性较动态监护低，对于不明原因晕厥和跌倒的患者具有特异性，但并不作为常规检测手段。

（7）运动负荷试验：出现劳力性晕厥和跌倒的患者，若无心室流出道梗阻，应该进行运动负荷试验。运动后，循环中的儿茶酚胺水平升高，可能导致心肌局部缺血或对儿茶酚胺敏感患者的室性心动过速。

（8）倾斜试验：对于老年人不明原因的反复跌倒，应慎重进行倾斜试验检查。在倾斜试验中，患者出现血压下降和（或）心率减慢伴晕厥或接近晕厥者定为阳性。

（9）颈动脉窦按摩试验：在排除脑血管疾病史和能够听诊到的颈动脉杂音后，如无禁忌证（颈动脉血管杂音、脑卒中、6 个月内发作过心肌梗死、室性心动过速或心室颤动），即应在所有不明原因晕厥导致跌倒的老年患者中进行。可由颈动脉窦按摩导致的特发性晕厥前期或晕厥症状诊断颈动脉窦敏感。

（10）其他：对已知有心肌缺血的晕厥和跌倒患者，冠状动脉造影可提示是否需要行血管成形术。心导管检查对需要评估血流动力学状态的器质性心脏病患者有临床意义。

五、心源性跌倒的预防

2022 年美国心脏协会专门发布了预防心血管病患者跌倒的科学声明，其中对心血管病患者跌倒预防措施给出了详细阐述。

1. 评估　对跌倒和跌倒风险的临床评估，首先应询问患者及其他已证实的个人（配偶、家庭、照顾者、其他重要的人）关于最近跌倒的情况。对于有跌倒史或有跌倒风险的患者，应对药物和乙醇使用情况进行全面审查，并在适当的时候减少、去除或替代。对跌倒风险的基本物理评估应包括观察患者的步态和观察站立的平衡性。

患有心血管疾病的老年人，应进行直立性低血压筛查。在理想的筛查中，成人心血管病患者应取仰卧、坐姿和站立位（至少 3 分钟）各测量一次血压。其站立（3 分钟）时的血压将识别出明显的低血压。当在站立时发现低血压后，应测量仰卧位时的血压和心率，一旦确诊直立性低血压，应引导医师监测仰卧位和站立位血压。

2. 解决感官障碍以及步态和平衡问题的策略　这些措施包括一份解决家庭环境安全问题的检查表，包括旅行危险，如地毯和宠物、不平整的表面和光线较差的区域，以确保一个安全的家庭环境，以及评估和适当使用辅助设备，如步行器和手杖。转诊到家庭健康物理治疗或职业治疗，可以促进家庭安全评估和治疗，治疗师也会评估和适当地分配辅助设备。改善姿势稳定性、步态和平衡性的运动，如打太极拳等，或任何强调腿部肌肉灵活性和力量训练的运动，可能有助于减轻部分有感觉障碍或步态和平衡问题人群的跌倒发生率。

3. 低血压的预防 ①无论是直立性低血压还是餐后低血压，均在早晨时发生率最高，症状最显著。可能与自主神经代偿能力在早晨最差有关。因此每天早晨均应进行积极的处理，如有步骤地起床，从床上坐起前先进行手和脚的屈伸运动（防止血液蓄积）；②白天穿紧身裤袜，避免长期站立，避免久坐，有规律、有节制的适度运动等，都可促进血管张力，减少静脉淤血；③直立时避免突然弯腰及突然的体位改变（缓慢改变体位有助于减轻症状）；④少食多餐，大量饮水，饮水量最好是每天 1 ～ 2L；⑤床头可抬高约 10°，睡觉时取高枕卧位，通过促进钠潴留，可减少夜尿，缓解症状。

4. 运动 虽然运动有许多已被证实的益处，但预防跌倒的最佳运动类型、持续时间、运动强度等目前尚不十分清楚。反复发生跌倒的老年人，应予以长期的练习和平衡训练。打太极拳对于平衡训练是一项很有意义的运动；有研究表明 1 周 3 次、持续 6 个月的太极运动，可有效减少跌倒发生的次数、跌倒的危险因素及对跌倒的恐惧，其对 70 岁及以上不活动老年人机体的平衡功能、身体的操作能力也有改善。然而，打太极拳是否应推荐为首选的平衡训练项目，尚需进一步的评估和研究。

5. 调整药物治疗方案 调整药物治疗方案，减少药物的剂量或种类，可作为多因素预防老年人跌倒方案中的重要组成部分，在多项试验中显示出其积极的效果。有试验假设心血管药物会使低血压和心动过缓疾病恶化，改变了心血管药物治疗方案，干预结果提示：在一部分患者中，心血管药物的治疗至少可短期撤除，而无不良反应，其中 78% 的受试者在随访中反映症状好转，停用抗心绞痛药物的 75% 患者中，随访时否认心绞痛再发。68% 的停用抗高血压治疗患者中，在随访期间保持着令人满意的血压参数。80 岁及以上老年人有 50% 以上停用了抗高血压药物治疗，且目前尚无可靠的证据表明，降压处理能够使这个特殊人群受益。一项随机对照试验进行了亚组的 Meta 分析，发现抗高血压治疗对 80 岁及以上老年人的心血管死亡事件没有任何益处。心血管药物是所有老年患者中最常用的药物，其对老年患者治疗的受益 / 风险比值，需要医务人员对患者进行个体化评估后再决定如何调整。

总之，目前虽然尚无明显的证据表明心血管疾病和用药是导致老年人跌倒的强危险因素，但对具体个体而言，其影响相当重要。针对不同的原发疾病，给予相应的内科、外科治疗，甚至多种方法综合运用是非常有必要的。目前老年人跌倒与心血管疾病之间关系的相关研究甚少，流行病学资料也不完善，需要大规模前瞻性调查研究予以明确，从而预防和减少跌倒事件的发生，提高老年人的生活质量，更好地为老年人服务。

第三节　骨关节疾病与跌倒

一、概述

跌倒程度轻者可出现皮肤黏膜擦伤、惊吓等状况，严重时会危及生命健康。国内外大量研究表明，增龄、慢性病、睡眠障碍、运动能力退化、认知障碍、不良生活方式和跌倒史，均是老年人发生跌倒的危险因素。因此全面的防范措施是护理安全管理的重中之重。

骨骼是人体运动的基础，骨关节具有支撑、保护、运动的功能。骨关节炎不同程度地影响人体的躯体活动、社会职能和生活质量。关节疾病在老龄化人群中，占慢性病的50%，骨关节炎老年发病群体居多，年龄 > 65 岁的发病率可高达 58% ～ 68%。骨关节炎以膝、髋关节受累对运动影响最大，随着年龄的增长，骨骼与肌肉、肌腱、韧带等组织协同作用减弱，加之代谢功能降低，均增加了跌倒的危险。

二、骨关节炎患者跌倒特征

骨关节炎又称骨关节病，是一种常见关节疾病，以关节软骨的变性破坏及骨质增生为特征，女性多于男性，发病与增龄、肥胖、炎症、创伤、性激素、代谢遗传等多种因素有关。

临床上骨关节炎的诊断主要依靠症状和影像学检查，其病变可累及全身多个关节，最常受累的部位依次为：手的远端指间关节、第一掌指关节和第一跖趾关节以及颈椎和腰椎，主要表现为关节的疼痛、僵硬、肿大、畸形和功能障碍。本病发病缓慢，部位局限，活动多则加重，休息即可缓解；晨僵时间不超过 30 分钟；受累关节以疼痛和压痛为主，偶尔伴发关节周围软组织肿胀或一过性滑膜炎；活动时关节有摩擦音，严重者可发生关节畸形。颈椎或腰椎病变可引起神经受压或刺激症状。骨关节炎患者的不适和活动功能受限，使跌倒的风险增加。

三、引起跌倒的骨关节炎

1. 膝骨关节炎　膝骨关节炎好发于中老年人群，发病率为 240/10 万，为轻至中度钝痛。女性、年龄 ≥ 50 岁、BMI ≥ 28kg/m²、膝骨关节炎家族史、关节负重、膝关节外伤史、运动损伤、寒冷环境、潮湿环境、盘坐习惯、女性穿高跟鞋、楼房步行梯，都是加重膝骨关节炎的不利因素，休息后可缓解。

临床表现：膝关节疼痛、活动不便，有的患者膝关节疼痛而导致不能持重，下楼梯比上楼梯时更明显，临床上提示膝关节骨关节炎（或骨软化），X 线检查显示膝关节正常或有轻微增生。

病理表现：膝关节软骨变性、间隙狭窄。膝关节为人体最大的负重关节，膝骨关节炎患者膝关节屈伸肌力下降、本体感觉减退、神经肌肉反应减慢、姿势控制能力变弱，导致动态平衡能力下降，从而增加跌倒风险。

跌倒的发生给家庭和社会均造成巨大的经济负担。统计数据显示，我国膝骨关节炎的就诊率仅为 50%，91.6% 的老年人只有在出现膝关节疼痛时才就诊，而膝骨关节炎的早期症状（例如晨僵和关节活动受限）易被忽视。膝关节疼痛会引起老年人静态稳定性和动态平衡功能的下降，极大地增加了老年人的跌倒风险，而关节稳定性下降及步态异常又加速了关节软骨的退变。功能性活动能力是老年人维持生活自理和参与家庭及社会活动的关键因素，膝骨关节炎患者对运动方法认知和掌握程度，是影响其运动需求的重要因素。因此，使膝骨关节炎老年患者更新认知和行为，来替代不良的认知和行为，对于跌倒预防有积极的导向作用。

2. 手的骨关节炎　手的骨关节炎临床常见，其特征性表现有以下几种：通常先在手指远端指间关节背侧出现骨性增生的结节，称为赫伯登结节；继而在近端指间关节出现类似的结节，称为布卡得结节。由于结节样增生，手指各节可向尺侧或桡侧偏斜，构成蛇样手指；由于大鱼际萎缩，第一掌腕关节半脱位而呈方形手。

骨性结节一般无疼痛，先为单个，而后逐渐增多。手部操劳、提重物、着凉水，可诱发疼痛或伴发结节周围软组织红、肿、痛，经休息或短期抗炎药物治疗后可消失。

3. 颈椎的骨关节炎　颈椎是骨关节炎的好发部位，也是骨关节炎中可能导致严重并发症的重要部位。通常将颈椎骨关节炎引起的症状称为颈椎病。国内将颈椎病分为以下6型。

（1）颈型：主要为颈椎局部疼痛，少数可反射性引起头、颈、肩疼痛。

（2）神经根型：指增生的骨刺，刺激和压迫神经根，引起感觉、运动功能障碍，又分为急性和慢性两型。

（3）脊髓型：指脊髓受压或缺血引起的脊髓传导障碍，又分为中央型与周围型。前者发病是从上肢向下肢发展，后者则相反。此两型又分轻、中、重3度。

（4）椎动脉型：指椎动脉受压引起供血不足。

（5）交感神经型：指颈部交感神经受压迫，引起一系列反射性症状。

（6）其他型：如食管受压型等。

4. 腰椎的骨关节炎　腰椎是骨关节炎的好发部位，以第三、四腰椎最为常见。累及椎间盘、椎体或后骨突关节的骨质增生，可引起腰椎及腰部软组织酸痛、胀痛、僵硬与疲乏感，甚至使弯腰受限；邻近神经根受压，可引起相应的症状，如局部疼痛、发僵、后跟神经痛、麻木等；压迫坐骨神经可引起坐骨神经炎，表现为患肢剧烈的麻痛、灼痛、抽痛、窜痛，向整个下肢放射；压迫马尾神经，可引起括约肌功能障碍的马尾综合征。

5. 髋关节炎　其主要疾病特点为关节软骨变性，关节周围与软骨下面形成新骨。导致髋关节炎的原因有很多，一般是由于肥胖、创伤、感染、衰老所致。患者一旦出现活动受限、疼痛难忍等症状，且充分休息后仍未缓解，应及时治疗，以免病情恶化。

四、骨关节炎相关跌倒的诊断

多种慢性病可能是老年人不同程度发生跌倒风险的危险因素，关节炎是导致老年人慢性运动功能障碍和肌力下降的重要原因。在对骨关节炎相关跌倒事件诊断时，详细的病因、体格检查、临床表现、治疗状况是重要的内容。

1. 病因

（1）年龄：老年患者随着年龄的增长，肌肉功能减退，神经和肌肉运动不协调；骨关节软骨无机物含量增高，弹性和韧性降低。

（2）损伤和过度应用：膝关节损伤、异常负荷，导致软骨微损伤及软骨下骨板、骨小梁骨折。

（3）肥胖：除因超重增加关节负重外，与其引起的姿势步态及运动习惯改变均有关。

（4）遗传：软骨或骨代谢的异常等。

（5）雌激素：雌激素可影响调节软骨分解和合成代谢的促炎细胞因子及生长因子的水平。

（6）骨内压升高：各种原因引起的骨内压升高，可影响骨组织血液供应，导致关节软骨发生退行性变。

2. 临床表现

（1）关节疼痛：好发于负重关节，常在早晨和活动时加重。

（2）关节僵硬：持续时间短，一般不超过 30 分钟，活动后可缓解。

（3）活动障碍：随着病情的进展，关节炎症病变、骨赘形成及关节内游离体，可导致关节活动受限。

3. 体征检查

（1）受累关节局部压痛：特别是关节某一点的局限性压痛。

（2）关节肿胀增大：可由关节积液、滑膜增厚、软骨及骨边增生所致。

（3）关节膨大：严重者可有关节蛇样畸形及方形手，或者膝内外翻。

4. 辅助检查

（1）在骨关节炎早期仅有软骨退行性改变时，X 线检查多为正常。随着病情发展，关节软骨变薄并逐渐出现关节间隙变窄，严重者可有关节半脱位，软骨下骨质变硬、增生，使关节面变得粗糙不平，关节边缘变锐利或形成骨刺。也可因上、下关节增生的骨刺相连形成骨桥。这种改变在腰椎易见。

（2）CT 及磁共振检查：CT 可早期发现关节软骨、椎间盘突出、关节腔积液等病变情况；磁共振可发现韧带松弛病变、半月板撕裂、滑囊和纤维囊病变。

（3）超声检查：可发现关节软骨的变化，如半月板撕裂变性、跟腱炎、肌腱炎等。

5. 治疗状况 治疗的主要目的是控制疼痛，最大限度地保护关节功能和降低致残率。临床多采用综合治疗，包括患者教育、药物治疗、理疗和外科治疗等。

帮助患者养成良好的生活习惯，消除或避免致病因素；采用冷敷或热敷、红外线、水疗等方法理疗，可改善关节活动度；药物治疗可分为改善症状药物、缓解病情药物和软骨保护药物。

（1）疼痛较严重的患者，可选用非甾体抗炎药物治疗，如洛索洛芬钠、依托考昔等。非甾体抗炎药物的副作用主要涉及消化系统、心血管系统及呼吸系统等。同时应予以重点关注老年患者，如果服药期间出现恶心、呕吐、胃部不适、血压升高、头晕、视物模糊、过敏等症状，应及时就医。

为预防药物对胃肠道刺激，非甾体抗炎药物都应在饭后即服，切忌空腹服用。有活动性消化性溃疡或者出血症状的患者禁用。

（2）合并慢性病的老年患者，药物在老年人体内代谢相对较慢，且易出现蓄积和不良反应。很多药物会使得步态、平衡等受到影响，若同时服用多种药物，会增加跌倒的风险，骨骼的病理性改变可能影响骨骼肌肉力量与协调；利尿剂、抗心律失常药、抗高血压药物等均会引起意识混乱、反应迟钝、头晕等发生跌倒。

五、骨关节炎跌倒的预防

1. 骨关节炎患者要调整生活方式、饮食和休息以减少跌倒的发生。

（1）保护关节：秋冬季节寒冷潮湿，要注意保暖，要戴护膝或穿较厚的衣裤，不要让患处吹凉风，穿宽松合适的鞋和垫舒适的鞋垫。

（2）佩戴护膝：对膝关节不稳定的患者，使用护膝可改善膝关节的稳定性，减轻疼痛，提高行走能力。

（3）助行器的使用：特别是髋关节炎患者，用手杖、助步器，可减轻受累关节负荷。

（4）起居设施的调整：调节座椅和床的高度，与膝同高，易于上下；坐便和淋浴周边设有扶手。家居环境使用防滑地面；起夜时要打开夜灯照明。

（5）情绪调节：可采取听歌剧、散步、看报纸、参与文娱活动等方式，以减少关节不适带来的焦虑和抑郁感。

（6）饮食调整：进食高钙食品，以确保老年人骨质代谢的正常需要。宜多食牛奶、蛋类、豆制品、蔬菜和水果，必要时补充钙剂；超体重者控制饮食，增加活动，减轻体重，以利于减轻关节负重。

（7）休息：有睡眠障碍的老年人，可能由于频繁起夜排尿而增加跌倒的暴露风险；睡眠质量不好还可能导致注意力减退、反应时间延长，甚至损害平衡能力。建议老年人保证睡眠质量，对于预防跌倒风险具有积极作用。

2. 通过体育锻炼，可改善肌肉的协调性、减轻关节疼痛、改善关节功能。肌力训练可在提高骨关节炎患者的关节稳定性，以及促进关节周围肌肉、韧带和关节软骨组织结构的修复方面起到重要作用。

运动时膝部承受的重量是人体体重的 4～6 倍。慢跑时，膝部承受的重量是体重的 2～3 倍；快跑或冲刺跑时，是体重的 5～7 倍。膝关节受累者，应避免跑步和球类等剧烈体育运动。

老年膝骨关节炎患者应在非负重的情况下进行屈伸锻炼，可减轻疼痛、增强关节周围肌肉的力量、保持关节的活动度、协调运动，保持关节功能。急性发作期的膝关节活动训练，以练习股四头肌肌力为主，在膝关节屈曲障碍早期，不主张进行股四头肌的肌力增强训练，要有规律、适度地进行关节的活动。关节活动时要防止过量，避免损伤关节软骨，活动量以不引起关节疼痛为度。

适当进行有氧运动，如骑自行车、游泳、散步、打太极拳等。膝骨关节炎患者通过传统太极拳运动，可有效改善关节疼痛及僵硬症状，不良反应相对较少。

老年膝骨关节炎患者，下肢肌力训练方法包括等长训练和耐力训练，其中等长训练可增强肌力、防止失用性肌萎缩，具体包括股四头肌训练、腘绳肌等长训练等，可促进血液和淋巴循环，抑制炎症因子对关节软骨的破坏，增加关节活动能力；耐力训练能改善患者的有氧活动能力；节奏缓慢的深呼吸运动可增强核心稳定性。老年膝骨关节炎患者，要依据个体情况，调整每日的训练时间、训练方法及训练频率。量身定制锻炼计划，可提高计划满意度、锻炼依从性。逐渐增强下肢力量并促进肌张力恢复、关节稳定性和耐力，记录训练前后膝关节的最大屈伸活动度的变化情况。

（1）膝关节体操：取卧位或坐位，屈踝屈膝、伸直；踝关节内收和外展；踝关节内旋和外旋。每次 3～5 分钟，每日 4～5 次。

（2）坐位锻炼：坐在桌子高度的稳固台面上，轮流摆动小腿；坐在椅子上，轮流伸直左右腿，勾起足趾。每次 2～5 分钟，每日 3～4 次。

（3）手法按摩

　　1）放松肌肉：采用拿、捏、按、揉等手法，作用于患膝周围、股四头肌、臀部、大腿及小腿后侧肌群等部位。每次 5 ～ 10 分钟，每日 3 ～ 4 次。

　　2）髌骨周边按摩：用拇指上下左右反复推动髌骨，力量由轻逐渐加重，再用手掌反复按揉 3 次。每次 5 ～ 10 分钟，每日 3 ～ 4 次。

　　（4）有氧运动：散步、慢跑、打太极拳。

六、骨关节炎与跌倒专科评估

　　1. 个体因素　包括年龄 ≥ 60 岁、BMI ≥ 24kg/m² 、遗传因素、不良情绪、跌倒史、外伤、内分泌失调、不合理的生活方式。

　　2. 疾病因素　关节疼痛、僵硬，关节畸形，肌力减弱、平衡能力降低，肌肉活动不协调、关节活动范围减少。

　　3. 药物因素　消化系统不良反应包括恶心、呕吐、出血；神经系统不良反应包括头晕、困倦、嗜睡、视物模糊、操作能力下降；心血管系统不良反应包括心悸、心律失常。

七、案例分析

　　1. 病例介绍　患者女，65 岁。主因双膝关节疼痛 5 个月就诊，无明显诱因，出现双手第二、三、四指间关节疼痛，伴轻度肿胀及晨起僵硬，活动 3 分钟后可缓解，上下楼梯时疼痛加重，休息后减轻，双膝关节有骨性膨大，就诊当地医院诊断为骨关节炎，给予布洛芬口服治疗，症状可缓解。近日因外地旅行，行走过多后出现双膝关节疼痛加重，伴轻度肿胀，外出过马路时跌倒。患者既往有高血压病史 10 余年，BMI > 28kg/m² 。

　　2. 跌倒风险评估

　　（1）高龄老人、BMI > 28kg/m² 、双膝关节肿痛。

　　（2）合并高血压。

　　（3）服用跌倒相关高危药物：镇痛、抗高血压药等。

　　3. 跌倒风险的防范措施

　　（1）分析病情及用药情况。

　　（2）适当调整用药种类和时间。

　　（3）该患者高龄、超重、骨密度减少、关节形态异常，为骨关节炎发病和加重因素，同时也是跌倒的危险因素，主要措施如下。

　　1）重视高龄存在跌倒的风险，提示应提高跌倒防控意识。

　　2）减轻患者的思想负担，让患者了解骨关节炎是一种慢性病，多数预后良好，使患者积极配合治疗。

　　3）观察用药后不良反应，出现眩晕、乏力、胃部不适等症状时应减少活动，必要时卧床休息。

　　4）消除对本疾病治疗不利的各种因素，如长期久站、爬楼梯姿势不良、忽略膝关节受累部位的保护等。

　　5）生活方式干预，包括减体重和饮食调整。超重会使关节负担过重，应保持标准体重，减少热量、脂肪和糖的摄入，限盐，增加新鲜水果和蔬菜及充足维生素、矿物质的摄入。

关节保护方式有佩戴护膝，穿防滑鞋，垫合适的鞋垫。进行有氧运动，如适度的步行，也有助于保持关节功能。使用助行工具和辅助设施，可用手杖或助步器，以减轻受累关节的负荷。

6）关节疼痛的急性期，可以进行物理治疗，有助于受累关节的止痛和消肿。

第四节　骨质疏松症与跌倒

一、概述

跌倒是由自身生理、病理、心理和环境等因素相互作用的结果，老年骨质疏松人群的跌倒因素复杂多样。骨质疏松症（osteoporosis，OP）是最常见的骨骼疾病，是一种以骨量低、骨组织微结构损坏，导致骨脆性增加，易发生骨折为特征的全身性骨病。2001 年美国国立卫生研究院将其定义为：以骨强度下降和骨折风险增加为特征的骨骼疾病。OP 可发生于任何年龄，但多见于绝经后女性和老年男性。

OP 是一种与增龄相关的骨骼疾病，随着人口老龄化的日趋严重，OP 已成为我国重要的公共健康问题。目前，我国 60 岁以上人口已超过 2.1 亿（约占总人口的 15.5%），65 岁以上人口近 1.4 亿（约占总人口的 10.1%），是世界上老年人口绝对数最大的国家。早期流行病学调查显示：我国 50 岁以上人群 OP 患病率女性为 20.7%，男性为 14.4%；60 岁及以上人群 OP 患病率明显增高，女性尤为突出。据估算 2006 年我国 OP 患者近 7000 万人，骨量减少者已超过 2 亿人。

骨质疏松症所致的跌倒最严重的并发症是骨折，国外研究显示，30% ～ 60% 的老年人每年都会发生跌倒，其中有近 50% 多次发生跌倒。跌倒是老年人最常见、最主要的伤害问题，是 60 岁及以上老年人因伤致死的首要原因。据文献报道，骨质疏松症所致的跌倒引起髋部骨折患者病死率高达 30%。骨质疏松症所致的跌倒引起的骨折及其所致的沉重医疗负担和严重后果，受到了社会的广泛重视。

二、骨质疏松症患者跌倒特征

骨质疏松性骨折又称脆性骨折，常发生于胸腰椎、髋部、前臂及肱骨近端，严重危害老年人群的健康，其中髋部骨折危害最为严重，1 年内病死率可增加 15%，而超过 70% 的幸存者遗留明显的功能下降。骨质疏松性骨折的发生受多因素影响，目前认为，低骨量、增龄、脆性骨折史及骨折家族史、糖皮质激素应用、体脂指数、跌倒、饮食异常、吸烟、过量饮酒和某些疾病等是其较明确的危险因素，其中跌倒是骨质疏松性骨折发生的重要危险因素。研究显示，95% 的股骨颈低暴力骨折、62% ～ 94% 的其他部位低暴力骨折都是由跌倒造成的。

不同国家老年人跌倒的发生率不同，日本老年人每年的跌倒发生率为 20%，美国为 22% ～ 34%。骨质疏松症患者由于骨脆性增加，加上老年人身体灵活性和反应能力变差，跌倒发生率增高，极易导致骨质疏松性骨折。研究显示，骨质疏松症老人发生跌倒的病例中有 29.9% 发生骨折，骨折比例显著高于非骨质疏松症患者，也明显高于国内社区老年人的平均水平。此外，骨质疏松症老人跌倒后，住院治疗率、需他人照顾率及平均治疗费用，均高于非骨质疏松症老人，且康复率也更低。跌倒已经成为 75 岁及以上老年人因伤致死的首要原因，骨质疏松性髋部骨折的病死率高达 30%，也是非致命损伤和因伤住院的最常见原因。由此可见，发生骨质疏松症的老年人一旦跌倒，后果更为严重，更应该积极采取措施预防跌倒。

三、引起骨质疏松症患者跌倒的风险因素

跌倒的危险因素包括环境因素和自身因素等，应重视对跌倒相关危险因素的评估及干预。环境因素包括光线昏暗、路面湿滑、地面障碍物、地毯松动、卫生间未安装扶手等。自身因素包括年龄老化、肌少症、视觉异常、感觉迟钝、神经肌肉疾病、缺乏运动、平衡能力差、步态异常、既往跌倒史、维生素 D 不足、营养不良、心脏疾病、直立性低血压、抑郁症、精神和认知疾患、药物（如催眠药、抗癫痫药及治疗精神疾病药物）等。

跌倒是导致骨质疏松性骨折最重要的危险因素。曾有研究者根据人口特征（年龄、性别、种族、体脂量等）、心理测试、跌倒史等数据计算跌倒预测指数，筛选跌倒高危人群。目前认为增龄是跌倒风险上升的主要生理因素，研究发现，增龄相关的神经功能退化、视听功能减弱、肌少症、身体虚弱状态及心理恐惧与跌倒相关，其中肌少症（以肌肉质量、力量及代谢能力下降为特征）在影响老年人群跌倒方面的作用日益受到重视。

综合多项研究发现，老年 OP 人群的跌倒危险因素中，最重要的可能是肌力减退、平衡及步态异常。老年人的肌力通常比年轻人低 20%～40%；57% 的社区老人存在肌力减退；65 岁以上人群中，20%～50% 存在各种类型的平衡及步态异常。平衡能力下降包括静态与动态平衡能力下降两个方面，动态平衡能力目前缺乏有效的评估手段，而静态平衡能力则普遍采用传统观测法（如 Romberg 法、单腿直立检查法、强化 Romberg 检查法等）及量表法进行评估。根据肌力、平衡能力的评估结果，进而采取有针对性的措施进行指导和干预，可以使跌倒风险减少 30%～40% 及以上。

超重历来被认为是跌倒风险上升的危险因素，老年人超重多指体内脂肪含量上升，而维持身体平衡的肌量、肌力及神经支配调节能力并没有上升，为了保持身体直立，必须有足够的肌肉力矩抵消重力矩，导致了姿势稳定性的下降，其次，体脂量长期持续压迫，导致足底机械感受器超活化及敏感性下降，另外，超重会导致老年人的身体虚弱感增强，总的效应是使身体灵活性下降，跌倒风险上升。

体脂含量与腰椎 BMD 呈负相关，体脂含量增加导致肌肉等瘦组织减少，而瘦组织含量与 BMD、骨骼肌含量及肌力等密切相关。既往研究显示，骨骼肌质与量的减少，可降低患者的下肢稳定性，从而进一步导致跌倒风险的升高。

四、骨质疏松症所致跌倒的诊断

在评估骨质疏松症所致跌倒事件时，应基于全面的病史采集、体格检查、骨密度测定及必要的生化测定。OP 初期通常没有明显的临床表现，因而被称为"寂静的疾病"或"静悄悄的流行病"。但随着病情进展，骨量不断丢失，骨的微结构被破坏，患者可出现骨痛、脊柱变形，甚至发生骨质疏松性骨折等后果。

1. 疼痛症状　患者可出现腰背疼痛或全身骨痛。疼痛通常在翻身、坐起及长时间行走

后出现，夜间或负重活动时疼痛加重，并可伴有肌肉痉挛，甚至活动受限。

2. **脊柱变形**　严重 OP 患者，因椎体压缩性骨折，可出现身高变矮或驼背等脊柱畸形。多发性胸椎压缩性骨折可导致胸廓畸形，甚至影响心肺功能；严重的腰椎压缩性骨折可能会导致腹部器官功能异常，引起便秘、腹痛、腹胀、食欲缺乏等不适。

3. **骨折**　骨质疏松性骨折属于脆性骨折，通常指在日常生活中，受到轻微外力时发生的骨折。骨折发生的常见部位为椎体（如胸、腰椎）、髋部（如股骨近端）、前臂远端和肱骨近端；其他如肋骨、跖骨、腓骨、骨盆等部位亦可发生骨折。骨质疏松性骨折发生后，再骨折的风险显著增加。

4. **常用骨密度及骨测量方法**　骨密度是指单位体积（体积密度）或单位面积（面积密度）所含的骨量。骨密度及骨测量方法较多，不同方法在 OP 的诊断、疗效监测及骨折危险性评估中的作用有所不同。目前临床和科研常用的骨密度测量方法有双能 X 线吸收检测法（dual energy X-ray absorptiometry，DXA）、定量计算机断层成像（quantitative computed tomography，QCT）、外周定量计算机断层成像（peripheral quantitative computed tomography，PQCT）和定量超声（quantitative ultrasound，QUS）等。

（1）DXA 检测骨密度：DXA 骨密度测量是临床和科研最常用的骨密度测量方法，可用于 OP 的诊断、骨折风险性预测和药物疗效评估，也是流行病学研究常用的骨骼评估方法。其主要测量部位是中轴骨，包括腰椎和股骨近端，如腰椎和股骨近端测量受限，可选择非优势侧桡骨远端 1/3。DXA 正位腰椎测量区包括椎体及其后方的附件结构，故其测量结果受腰椎的退行性改变（如椎体和椎小关节的骨质增生硬化等）和腹主动脉钙化的影响。DXA 股骨近端测量区分别为股骨颈、大粗隆、全髋和 Wards 三角区的骨密度。

（2）定量 CT：QCT 是在 CT 设备上，应用已知密度的体模（phantom）和相应的测量分析软件，测量骨密度的方法。该方法可分别测量骨松质和骨皮质的体积密度，能较早反映骨质疏松早期骨松质的丢失状况。QCT 通常测量的是腰椎和（或）股骨近端的骨松质骨密度。通过 QCT 腰椎测量结果可预测绝经后妇女椎体骨折风险的能力，类似于 DXA 腰椎测量的评估。

（3）定量超声：QUS 测量的内容主要包括软组织、骨组织、骨髓组织，通过组织结构对声波的反射和吸收所造成超声信号的衰减结果，通常测量部位为跟骨。QUS 测量结果不仅与骨密度有不同程度的相关，还可提供有关骨应力、结构等方面的信息。目前主要用于骨质疏松症风险人群的筛查，以及骨质疏松性骨折的风险评估，但还不能用于诊断 OP 和药物疗效的判断依据。

5. **骨转换标志物**（bone turnover markers，BTMs）　是骨组织本身的代谢（分解与合成）产物，简称骨标志物。BTMs 分为骨形成标志物和骨吸收标志物，前者反映成骨细胞活性及骨形成状态，后者代表破骨细胞活性及骨吸收水平。在正常人不同年龄段，以及不同疾病状态时，血液循环或尿液中的 BTMs 水平会发生不同程度的变化，代表了全身骨骼代谢的动态状况。这些标志物的测定，有助于鉴别原发性和继发性骨质疏松，判断骨转换类型，预测骨丢失速率，评估骨折风险，了解病情进展，选择干预措施，监测药物疗效及依从性等。骨转换指标包括 Ⅰ 型前胶原 N 端前肽（procollagen Ⅰ N-terminal peptide，P1NP）和 Ⅰ 型胶原交联 C 端肽（C-terminal cross linked peptide，CTX）等，可用于评价骨代谢状态，判断骨转换类型，反映抗骨质疏松的治疗效果。

五、骨质疏松症与跌倒专科评估

1. **基本信息及既往病史采集**　由专人对患者基本信息及病史进行采集，包括出生日期、性别、骨质疏松性骨折史（包括骨折部位及次数）、基础性疾病、重大手术外伤史及用药史等，测量患者的身高、体重，计算体重指数（BMI）。

2. **跌倒风险评估**　采用美国 CDC 发布的预防老年人意外、死亡、伤害工具进行测试，评估老年人的步态、力量与平衡程度。

（1）四阶段平衡测试：保持双眼睁开，按照地面上足印姿势依次站立。双足紧挨，并排站立；双足紧挨，错位半足站立；足跟挨着足趾前后站立；单足站立。每种姿势尽量保持 10 秒，可以张开双臂或扭动身体保持平衡。如不能完成测试，说明平衡能力差，跌倒风险高。

（2）起立 - 行走计时测试：在地板上确定一条 3m 长的路线，计时"开始"后，请从椅子上站起来，以最快的速度走到 3m 线处，双脚均过 3m 线后转身，以最快的速度回到座椅处，坐下，身子靠到椅背上，完成测试。≥ 12 秒才能完成测试的老年人，说明其跌倒风险很高。

（3）30 秒椅子坐立测试：准备一把笔直靠背、无扶手的椅子，请老年人坐在椅子中间，双手手腕处交叉搭到对侧肩膀上，保持双足平放在地板上，保持背部挺直，手臂靠在胸前。听到"开始"时，以最快的速度，完全站立起来然后再坐下，重复"起立—坐下"这个动作 30 秒。如果老年人必须借助他 / 她的手臂才能起立，则停止测试，个数和成绩均计为"0"，计算老年人 30 秒内完全站立的次数。如果在老年人起立动作的中途，30 秒过去了，可计为 1 次站立。最后按照 30 秒椅子坐立测试各年龄段平均分界值表，对照年龄、性别来判断老年人的力量程度，从而评估跌倒的风险。

3. **骨密度测定**　应用骨密度双能 X 线吸收仪（iDXA，GE，USA）进行腰椎（$L_{1\sim4}$）、全髋及股骨颈骨密度（bone mineral density，BMD）的测定。建议参照世界卫生组织（WHO）推荐的诊断标准，基于 DXA 测量结果：骨密度值低于同性别、同种族健康成人的骨峰值 1 个标准差及以内属正常；降低 1.0 ～ 2.5 个标准差为骨量低下（或低骨量）；降低 ≥ 2.5 个标准差为骨质疏松；骨密度降低程度符合骨质疏松诊断标准，同时伴有 1 处或多处脆性骨折为严重骨质疏松。

六、骨质疏松症所致跌倒的预防

采取科学的措施可以有效降低跌倒的发生率。因此，建议将预防重点转移到对跌倒的预防上。骨质疏松症患者为跌倒骨折的高危人群，加强对早期骨质疏松症患者的筛查，积极治疗和预防骨质疏松症，同时加强对其他跌倒高危因素的识别与跌倒风险的早期评估，通过开展健康教育、生活方式干预、环境致跌倒危险因素改造和合理使用辅助器械等预防跌倒的措施，多管齐下预防跌倒，从而避免跌倒所致骨折对老年人的健康造成的不良影响，以提高老年人的生活质量。

1. **健康教育**　加强对骨质疏松症患者及其家属的疾病知识和跌倒危险的普及，告知其注意事项，加强患者的自我防护意识。定期开展相关知识讲座，指导老年 OP 患者饮食营养均衡，保证足够钙的摄入，为高危患者制订健康教育计划。

2. 钙剂和普通维生素 D　钙剂和普通维生素 D 是治疗骨质疏松症的基础药物。所有骨质疏松症的治疗，都需要有充足的钙摄入及正常的维生素 D 水平。推荐钙的摄入总量为 1000 ～ 1200mg/d。营养调查显示，我国居民每天膳食摄入元素钙平均约为 400mg，所以建议用钙剂补充，常用钙剂为碳酸钙。对于胃酸缺乏或有结石风险的患者，推荐使用枸橼酸钙。另一项重要影响因素是维生素 D，维生素 D 不足可加重骨质疏松症，且会影响其他抗骨质疏松药物的疗效。美国老年病学会（American Geriatrics Society，AGS）/ 英国老年病学会（British Society of Gerontology，BSG）临床指南，以及国际骨质疏松基金会（International Osteoporosis Foundation，IOF）的报告中，均认为维生素 D 是一种有效预防老年人跌倒的干预措施。多项研究均发现维生素 D 水平和下肢功能呈正相关，维生素 D 可直接作用于肌肉，提高肌肉力量，从而减少跌倒风险。应维持患者血清 25- 羟维生素 D ≥ 30ng/ml。我国居民维生素 D 不足状况普遍存在，必要时可补充维生素 D，推荐剂量为 1000 ～ 2000U/d。

3. 核心稳定训练　老年人跌倒是一个重要的公共卫生问题。加强老年骨质疏松症患者的护理干预，增加核心稳定训练，形成多手段联合护理，并通过卡片制作降低核心稳定训练动作的难度，确保训练的实施，能够提高老年患者平衡能力和下肢肌力，有利于腰背部活动功能的恢复，可以明确降低跌倒发生率。

具体核心稳定训练方法如下：①挺胸运动（上胸段锻炼）。仰卧位，吸气时抬起胸部和肩部，呼气时放下。每日 2 ～ 3 次，每次 10 ～ 15 下。②腹横肌训练。仰卧位。腰椎尽量贴紧床面，收腹，脐靠近脊柱，自然呼吸，禁止憋气，两腿伸直，同时抬离床面约 45°，默数 10 下，放下，每日 2 次，每次 5 ～ 10 下。③五点支撑法。去枕仰卧于硬板床上，用头部、双肘及双脚脚跟 5 个点支撑全身，背部尽力腾空后伸并与双膝平行，默数 10 下，放下，每日 2 次，每次 10 ～ 15 下。④姿势矫正训练。挺胸、收腹、直腰、双目平视前方、两腿站直、两脚距离约与骨盆宽度相同，双脚脚跟、双小腿后侧、双臀、双肩胛、枕部紧贴墙壁，尽量放松，使重力均匀地从脊柱传递到双下肢及足部，每次维持 1 分钟左右，每日 2 次，每次 10 ～ 15 分钟。以上根据患者实际情况进行增减。

4. 心理状态　OP 及其相关骨折，对患者心理状态的危害常被忽略，主要心理异常包括恐惧、焦虑、抑郁、自信心丧失等。老年患者自主生活能力下降，以及骨折后缺少与外界接触和交流，均会给患者造成巨大的心理负担。应重视和关注 OP 患者的心理异常，并给予必要的治疗。

5. 环境整理　创建安全环境，包括移除房间中的危险障碍物，做好地面防滑措施，设立防滑警示牌，使用带扶手且稳定性好的座椅；卫生间设置沐浴凳，病房和走廊墙边设置横向扶手，病床自动装置完善，设施稳固；注意防滑，穿防滑类鞋；进行平衡训练，指导患者活动时注意动作要缓慢，防止跌倒。

目前虽无明显的证据表明骨质疏松症是导致老年人跌倒的强危险因素，但对老年人个体而言，其影响相当重要。针对原发病，给予相应的多种方法综合运用非常必要。有关老年人跌倒与骨质疏松症之间关系的相关研究甚少，流行病学资料亦不完善，需要大规模前瞻性调查研究予以明确，从而预防和减少跌倒，提高老年人的生活质量，更好地为老年人服务。

七、案例分析

1.病例介绍　患者女，62 岁，身高 1.56m，体重 60kg，BMI 24.7kg/m²，2021 年跌倒过 1 次，在家中阳台踩矮凳晾晒衣物时跌倒，方向向后。跌倒时意识清楚，右足崴伤，自行采用冷热敷方法处理，未就医。既往有膝关节炎、高血压、糖尿病、骨质疏松等病史。经朋友介绍在女儿陪同下，于 2022 年 6 月 22 日使用登山杖步行来诊。

2.跌倒风险评估

（1）血压波动大，有跌倒风险。

（2）双膝关节炎，伴有疼痛、肿胀、无力等症状。

（3）餐后偶有心慌、胸闷等不适症状。

（4）有糖尿病，且高糖饮食。

（5）平衡测试结果为中风险人群；错误使用助行器，易引发跌倒。

（6）骨质疏松。

3.跌倒风险的防范措施

（1）有效控制高血压及糖尿病，规范用药及持续监测。

（2）注意膝关节的保护，必要时行外科手术治疗。

（3）关注心脏健康情况，积极正确治疗内科疾病。

（4）加强防跌倒健康宣教及环境整理。

（5）规范骨质疏松治疗方案。

（6）制订有效的下肢功能锻炼方案。

第五节　衰弱与跌倒

一、概述

我国 60 岁及以上的社区老年人中，约有 10% 患有衰弱，75 ～ 84 岁老年人约 15%，85 岁及以上老年人约 25%，住院老年人约 30%。衰弱老年人在应激状态下可导致一系列临床不良事件的发生，如功能下降、跌倒、行动不便、失能、住院和死亡的风险增加，与此同时，也造成了医疗资源的消耗和家庭社会负担的加重。衰弱是导致老年人功能下降和死亡的主要因素。衰弱是指老年人生理储备下降导致机体易损性增加、抗应激能力减退的非特异性临床状态。是以肌少症为基本特征的全身多系统（神经、代谢内分泌及免疫等）构成的稳态网体系受损，导致生理储备下降、抗打击能力减退及应激后恢复能力下降的非特异性状态，是最具临床意义的老年综合征。衰弱是一个早期可逆的过程，预防可逆性因素，早期识别和积极干预，可以延缓健康及衰弱前期老年人走向衰弱和失能状态的速度。

二、衰弱老年人的跌倒特征

衰弱是一种复杂的多因素综合征，涉及多个相互关联的生理系统，如脑、免疫和肌肉骨骼系统等，表现为无力（握力弱）、步行速度慢、体力活动水平低、疲劳或疲惫，以及无意识的体重减轻这 5 个症状和体征。

随着人口老龄化加剧，老年人衰弱发生率日益增高，80 岁及以上老年人因衰弱造成失能者接近 50%。由于增龄和病情的发展，各系统的生理储备开始逐渐减少，加之缺乏运动、营养不良等因素共同作用，促进了老年人衰弱的发生。衰弱可从最初的器官功能障碍进展至多系统的紊乱，进而影响功能，导致老年人活动受限和参与限制，最终走向残疾甚至死亡。衰弱也会增加老年人跌倒、意识障碍和功能残疾的风险，这些不良事件的发生，又会在一定程度上加速生理储备的减少，形成恶性循环。

三、衰弱的危险因素

衰弱是一种复杂的多因素综合征。衰弱常见的危险因素包括不可控危险因素和可控危险因素。

（一）不可控危险因素

1. **遗传**　基因多态性可能影响衰弱的临床表型。目前发现与衰弱相关的基因包括白细胞介素 -6（IL-6）、CXC 趋化因子 10（CXCL10）、CX3C 趋化因子 1（CX3CL1）、生长分化因子 -15（GDF15）、Ⅲ型纤连蛋白组件包含蛋白 5（FNDC5）、钙调素 / 衰老标记蛋白 30（RGN/SMP30）、钙网蛋白（CRT）、血管紧张素原（AGT）、脑源性神经营养因子（BDNF）、重组人前颗粒体蛋白（PGRN）、α-klotho 基因（KL）、成纤维生长因子 23（FGF23）、成纤维生长因子 21（FGF21）、角蛋白 18（KRT18）、miRNA 等，不同的基因型表达主要通过炎症、线粒体和细胞凋亡、钙稳态、纤维化、神经肌肉接头和神经元、细胞骨架、激素等影响个体衰弱的易感性。

2. **增龄**　年龄被认为是衰弱的独立危险因素之一，随着年龄的增长，衰弱的患病率成倍上升，这与增龄相关的器官退行性变和储备能力下降相关。

3. **性别**　女性是衰弱的易感人群，主要原因可能是绝经后妇女雌激素迅速丢失，对肌肉力量、神经肌肉功能和姿势稳定性产生了负面影响，导致老年女性衰弱的发病率升高。

（二）可控的危险因素

1. **社会经济状况**　社会经济状态、社会地位、婚姻状况均可影响衰弱的发生。未婚、独居、社会孤立和经济状况差的人群中，衰弱患病率较高。

2. **不良生活方式**　吸烟、酗酒、缺乏运动、个人卫生情况差等不良生活方式，会增加衰弱的发生风险。

3. **疾病及老年综合征**　老年人的特点是多病共存，部分慢性病和某些亚临床问题与衰弱的患病率及发病率呈显著相关性，高血压、冠状动脉粥样硬化性心脏病、脑卒中、糖尿病、慢性肾病、慢性疼痛、关节退行性变、骨质疏松、急性感染、手术、痴呆、住院和医源性问题等均可促进衰弱的发生。

4. **营养不良**　机体的营养状况与衰弱密切相关，营养不良相关的不良结局，如肌少症、认知障碍、跌倒等，易促进衰弱的发生和发展。衰弱老年人出现食欲缺乏、进食和吞咽问题的可能性更大。衰弱与营养不良相互影响、相互促进，形成了恶性循环。

5. **不合理用药**　老年人不合理的多重用药可增加衰弱的发生。研究证实，抗胆碱能药物和抗精神病药物与衰弱有关；过度使用质子泵抑制剂可引起维生素 B_{12} 缺乏，减少钙吸收，增加衰弱的发生率。

6. 心理　焦虑、抑郁、睡眠障碍等是老年人常见的心理疾病状态，严重影响老年人的生活质量，在一定程度上可增加衰弱的发生率。

7. 全生命周期健康管理　全生命周期是指人的生命从生殖细胞结合开始，直至生命最后终止的全过程。它涵盖了妊娠期、新生儿期、婴幼儿期、学龄前期、学龄期、青少年期、青春期、中年期、更年期、老年期与临终期整个过程。健全生命周期健康管理，提供覆盖不同生命阶段、连续系统的健康服务，有利于减少衰弱的发生，提高健康期望寿命。

四、衰弱的临床表现

1. 非特异性表现　疲劳、无法解释的体重下降和反复感染。

2. 跌倒　平衡功能及步态受损是衰弱的主要特征，也是跌倒的重要危险因素。衰弱状态下，即使轻微疾病也会导致肢体平衡功能受损，不足以维持步态完整性而跌倒。

3. 谵妄　衰弱老年人多伴有脑功能下降，应激时可导致脑功能障碍加剧，而出现谵妄。

4. 波动性失能　患者可出现功能状态变化较大，常表现为功能独立和需要人照顾交替出现。

五、衰弱的筛查和评估方法

1. 筛查对象　衰弱目标人群的识别十分重要，应对所有 70 岁及以上人群或最近 1 年内非刻意节食情况下出现体重下降（≥ 5%）的人群进行衰弱的筛查和评估。

2. 评估方法　见表 3-1。

表 3-1　快速综合评估流程

评估量表	评估内容	得分
FRAIL 衰弱量表	1. 过去 4 周大部分时间或所有时间感到疲乏	是：1 分，否：0 分
	2. 在不使用任何辅助工具及不用他人帮助的情况下，中途不休息爬一层楼梯有困难	是：1 分，否：0 分
	3. 在不使用任何辅助工具及不用他人帮助的情况下，走完 100m 较困难	是：1 分，否：0 分
	4. 医生曾告诉您存在 5 种以上如下疾病：高血压、糖尿病、急性心脏疾病发作、卒中、恶性肿瘤（微小皮肤癌除外）、充血性心力衰竭、哮喘、关节炎、慢性肺疾病、肾脏疾病、心绞痛等	是：1 分，否：0 分
	5.1 年或更短时间内出现体重下降 ≥ 5%	是：1 分，否：0 分
营养评价问卷简表（SNAQ）	1. 食欲状况：　A. 非常差；B. 差；C. 一般；D. 好；E. 非常好	A = 1 分　B = 2 分
	2. 进食中什么时候觉得有饱感：　A. 只吃几口就觉得饱了　B. 吃到餐食的 1/3 时觉得饱了	C = 3 分　D = 4 分　E = 5 分

续表

评估量表	评估内容	得分

营养评价问卷简表（SNAQ）	C. 吃到餐食的 1/2 时觉得饱了
	D. 基本吃光餐食时觉得饱了
	E. 很少觉得有饱感
	
	3. 对食物的味觉
	    A. 非常差；B. 差；C. 一般；D. 好；E. 非常好
	
	4. 正常的进餐数量
	    A. 每日少于 1 餐
	    B. 每日 1 餐
	    C. 每日 2 餐
	    D. 每日 3 餐
	    E. 每日 3 餐以上	

肌少症筛查量表（SARC-F）	1. 力量：举起或搬运约 4.5kg 的物体是否存在困难	0 分：没有困难；1 分：稍有困难；2 分：困难较大或不能完成
	2. 辅助行走：步行穿过房间是否存在困难，是否需要帮助	0 分：没有困难；1 分：稍有困难；2 分：困难较大或不能完成
	3. 起立：从椅子或者床起立是否存在困难，是否需要帮助	0 分：没有困难；1 分：稍有困难；2 分：困难较大或不能完成
	4. 爬楼梯：爬 10 层台阶是否存在困难	0 分：没有困难；1 分：稍有困难；2 分：困难较大或不能完成
	5. 跌倒：过去 1 年的跌倒情况	0 分：无跌倒史；1 分：跌倒 1～3 次；2 分：跌倒 4 次以上
简易认知状态评估量表（RCS）	请仔细听并记住以下 5 个单词，稍后我将请您重复：苹果、钢笔、领带、房子、汽车	
	请您在一张空白纸上画出钟的外形，标号时钟数，并在钟上标记时间为 11：10	能正确标明时钟数字位置：2 分
		能正确显示所给定的时间：2 分
	请您说出先前的 5 个单词	每回忆出 1 个单词：1 分
	我现在要讲一个故事，请专心听，等一下我会问您一些关于这个故事的问题	能正确回答住在北京：1 分

续表

评估量表	评估内容	得分
简易认知状态评估量表（RCS）	梅梅是一个非常成功的保险业务员，她在工作中赚了很多钱。她认识了李雷，一个大帅哥。两人结婚后生了 3 个孩子，他们一家人住在北京，她辞了工作在家专心带小孩。当孩子长大了，她又回到职场上重新开始工作。她和李雷从此快乐地生活在一起 提问：她住在哪里？	

注：FRAIL 衰弱量表评分标准：≥ 3 分，衰弱；1 ～ 2 分，衰弱前期；0 分，无衰弱。营养评价问卷简表评分标准：≤ 14 分，提示营养风险（近 6 个月体重下降 > 5%）增高。肌少症筛查量表评分标准：≥ 4 分，肌少症筛查阳性。简易认知状态评估量表评分标准：8 ～ 10 分，正常；6 ～ 7 分，轻度认知障碍；0 ～ 5 分，痴呆状态

六、衰弱的预防

（一）适宜热量和蛋白质的营养支持

营养在衰弱的发生和发展中起着至关重要的作用。合理饮食是所有老年人首选的营养干预方法，是一项经济实用且有效的措施。合理饮食指老年人的食物营养均衡、粗细搭配、松软、易于消化吸收；同时家庭和社会应从各方面保证其饮食质量、进餐环境和进餐情绪，使老年人保持健康的进食心态和愉快的摄食过程。

1. 健康老年人营养干预目标量

（1）能量：老年人能量推荐目标量 20 ～ 30kcal/（kg·d），低体重老年人按照实际体重的 120% 计算，肥胖老年人按照理想体重计算。

（2）蛋白质：肾功能正常的老年人蛋白质目标量为 1.0 ～ 1.5g/（kg·d），要求优质蛋白（常见食物有鱼肉、瘦肉、牛奶、蛋类、豆类及豆制品）占 50% 以上。

（3）碳水化合物：推荐碳水化合物摄入量占总能量的 50% ～ 65%。

（4）脂肪：推荐脂肪量不超过摄入总能量的 35%，且饱和脂肪酸低于总能量的 10%，多不饱和脂肪酸占总能量的 6% ～ 11%。

（5）膳食纤维：推荐摄入量为 25 ～ 30g/d。

（6）微量元素和维生素：在膳食摄入不足或某种营养素缺乏或不足时，可以适当给予补充。

（7）水：推荐摄入量约 30ml/（kg·d）。

（8）营养制剂：对于存在营养不良或有营养不良风险的老年人，在正常饮食基础上补充口服营养制剂，可改善营养状况。推荐营养制剂为每日 400 ～ 600kcal 和（或）30g 蛋白质，餐间分次口服；建议使用全营养制剂，包括肠内营养（EN）制剂或特殊医学用途配方食品（FSMP）；需要高能量、高膳食纤维的老年人，推荐使用肠内营养乳剂；胃肠功能耐受性较差的老年人，推荐使用肠内营养粉剂（TP）。

（9）微生态制剂：健康老年人可长期口服微生态制剂，如双歧杆菌三联活菌制剂（420mg，每日 3 次）、味乐舒益生菌（2.0g，每日 1 ～ 2 次）改善肠道健康。

2. 特殊类型老年人的营养补充

（1）患有心血管疾病的老年人：总体原则是建议食物多样化，粗细搭配，平衡膳食；总能量摄入与身体活动要平衡，提倡低脂肪、低饱和脂肪酸膳食，即膳食中脂肪提供能量<30%，其中饱和脂肪酸不超过总能量的10%；每日烹调油用量控制在20～30g，膳食胆固醇摄入量<300mg/d，每日食盐摄入量<6g，足量摄入新鲜蔬菜（400～500g/d）和水果（200～400g/d）。

（2）患有肌少症的老年人：食物中的蛋白质等促进肌肉蛋白质的合成，有助于预防和改善肌少症，推荐蛋白质摄入量1.0～1.5g/（kg·d），建议富含亮氨酸等支链氨基酸的优质蛋白>50%，建议蛋白质总量平均分配至一日三餐中；在控制总脂肪摄入量前提下，增加深海鱼油、海产品等富含 ω-3 多不饱和脂肪酸的食物摄入，推荐二十碳五烯酸＋二十二碳六烯酸（EPA+DHA）为0.25～2.0g/d；推荐检测血清维生素 D 水平，并积极予以补充15～20μg/d；鼓励增加深色蔬菜和水果，以及豆类等富含抗氧化营养素食物的摄入，减少肌肉相关的氧化应激损伤；推荐在锻炼后额外补充营养制剂，每次摄入15～20g富含必需氨基酸或亮氨酸的蛋白质，以及200kcal左右的能量；推荐使用高能量、高蛋白 TP-HE 肠内营养乳剂。

（3）患有糖尿病的老年人：不必过度限制能量摄入来减轻体重，以避免去脂体重丢失；超重和肥胖者可保持体重稳定，推荐总能量摄入20～30kcal/（kg·d）；能量供应以碳水化合物为主，占总能量的45%～60%，无须过度严格控制含蔗糖食物；宜多选择能量密度高且富含膳食纤维、低升糖指数的食物，以改善糖代谢和降低心血管病的发生风险；蛋白摄入建议为1.0～1.3g/（kg·d），以优质蛋白为主；对于长期食物或营养素摄入不足的老年人，每天可补充复合无机盐和维生素；糖尿病及应激性高血糖患者口服营养补充，推荐使用 TPF-D 肠内营养乳剂。

（4）患有恶性肿瘤的老年人：对于处于稳定期的肿瘤患者，推荐总能量摄入25～30kcal/（kg·d）；蛋白质目标摄入量为1.2～1.5g/（kg·d），肾功能正常的老年人，蛋白质目标摄入量可提高至2.0g/（kg·d）；在条件允许的情况下，可尽量减少碳水化合物的供给量，以降低血糖负荷，并提高脂肪供能比例，有利于机体蛋白质合成，改善老年肿瘤患者的营养状况；必要时予以补充生理需要量的维生素及微量元素，避免机体维生素及微量元素缺乏；口服营养补充推荐使用 TPF-T 肠内营养乳剂。

（二）健康的生活方式

对不良生活方式的干预是预防衰弱的基本措施，应倡导健康的生活方式和生活习惯，维护和提高老年人的身心健康水平，主要包括规律的生活起居、合理的饮食、良好的卫生习惯、保持口腔健康、合理膳食、适当的户外运动和锻炼、戒烟限酒、保持心理健康、充足的睡眠和保持排泄通畅、定期预防接种等。鼓励老年人多晒太阳，每日暴露头顶或四肢或胸背部裸晒15～20分钟，帮助维生素 D 的吸收。

（三）运动锻炼

运动锻炼被认为是目前预防和治疗衰弱的首选方案，可以改善躯体功能，提高生活自理能力、生活质量、心理健康及对受伤和跌倒等事件的抵抗力，可以有效预防衰弱的发生。推荐实施抗阻、力量及平衡训练联合的多组份运动计划，如将有氧运动、伸展或柔韧性运动、平衡训练、抗阻训练等相结合，并遵循个性化、分期和逐步增加的原则。同时，我国民族传统健身运动有着悠久的历史，种类繁多，包括太极拳、五禽戏、八段锦等，均对身体功能的促进有着积极的作用，建议老年人长期练习。

老年人普遍存在多病共存的现象，因此在对老年人提出运动建议前，对老年人既往病史的医学调查也是非常重要的。包括年龄、健康状况、目前的活动水平和期待的运动强度等。推荐每位老年人在运动前，应用个体化的心肺运动负荷试验（CPRT）、老年患者 6 分钟步行试验、Borg6-20 主观疲劳等级量表等进行临床运动耐量评估，制订针对老年人训练的个体化运动强度。特别对于久坐不动的老年人，运动处方可以从单一运动的锻炼方式开始，待其逐渐适应后再考虑其他形式的运动。

老年人运动类型及建议

（1）有氧运动：包括散步、慢跑、游泳、骑车、跳广场舞、打太极拳、球类运动等，建议将有氧运动贯穿一周的始终，或者每周至少 3 天，每次运动超过 20 分钟（2 周后可增加至 30 分钟）；运动强度以 Borg 6-20 主观疲劳等级量表的 12 ～ 14 级为标准。

（2）抗阻训练：包括健身器材训练，如哑铃、弹力带等，生活中的推、拉、拽、举、压等动作，如下蹲、推墙、提重物等；建议每周至少 2 天，进行肌肉强化运动，要求涉及所有主要肌群；从 1 ～ 2 组开始，逐渐增加至 2 ～ 3 组，每组 8 ～ 12 次重复；训练强度从 Borg 6-20 主观疲劳等级量表的 15 级开始，逐渐增加至 18 级。

（3）柔韧性训练：包括动力性和慢动作拉伸、静力性拉伸、瑜伽等，建议每周 2 天，每次运动超过 10 分钟，最好在有氧运动和抗阻训练后进行，运动强度建议从低强度开始，缓慢增加至自身可耐受的最大强度。

（4）平衡训练：包括倒退走、侧向走、脚跟行走、脚尖行走、坐姿站立等，建议每周训练 3 天以上，共计 90 分钟以上，尤其是跌倒高危老年人应加强平衡能力的训练；从低强度开始，缓慢增加，可以通过减少支撑的基础，如从双脚站立并抓住椅背，发展到没有手支撑的单脚站立；减少感官输入，如闭上眼睛等来缓慢增加强度。

（5）口腔衰弱干预内容：包括口腔运动锻炼、张口训练、舌压抗阻训练、韵律训练、咀嚼训练等。

注：运动禁忌为新发心肌梗死、新发心电图改变、二度及以上房室传导阻滞、急性心力衰竭、不稳定型心绞痛、无法控制的高血压、严重主动脉瓣狭窄、慢性病急性发作期等。

（四）认知训练

对 60 岁及以上老年人进行基本的认知功能筛查，对初筛阳性的老年人给予就医指导并加强随访，鼓励进行认知训练（包括手工制作、数字迷宫任务、情景记忆训练、推理训练、经颅电磁刺激等）；对筛查阴性的人群，进行健康宣教。建议对社区医护人员进行认知功能筛查的培训和继续教育，使其具备对认知障碍早期筛查和识别的能力。

（五）预防跌倒

跌倒是老年人的常见综合征之一，老年人跌倒发生率高，后果严重，跌倒已成为我国 65 岁及以上老年人因伤致死的首位原因，老年人跌倒给自身、家庭及社会带来巨大的负担。对老年人开展有效的跌倒干预，对于衰弱的预防具有重要意义。

1. 广泛开展老年人跌倒风险筛查工作，让老年人及其家属了解老年人自身与跌倒相关

（衰弱纠正、疾病控制、药物调整、居家环境改造、心理状态改善）风险因素，提出个性化综合解决方案，家庭成员共同参与，减少老年人跌倒事件的发生。

2. 各级机构大力培养跌倒防控专业人才，增强防控意识及能力，科学防护。

3. 对于跌倒高风险的老年人，生活上要有专人陪护，尤其是老年人在如厕、淋浴、活动前后要重点看护。

（六）心理健康

心理健康直接影响老年人的生活质量和健康水平，老年人常见的心理问题有紧张、焦虑、抑郁、孤独、无价值感等。关注老年人心理健康，不仅需要专业医疗卫生机构参与，还需要社会和家庭共同参与。主要包括以下内容。

1. 重视早期识别与干预，结合社区卫生服务中心的健康档案，科学合理地评估老年人的心理健康类别，并开展及时有效的干预，避免其向消极型转变。

2. 健全老年人健康支持体系，完善养老服务设施规划布局及配置，促进老年人宜居环境的建设。

3. 家属和照护者增加陪伴时间，鼓励老年人坚持锻炼，积极参与社会活动，加强兴趣学习。

（七）多病共存和多重用药的管理

1. 在老年人慢性病管理中，需要关注连续性的健康状况与生活质量，充分发挥以社区卫生服务中心为主的综合协调作用，充分利用互联网＋慢性病管理平台，对患者进行宣教、治疗、随访等连续性管理。

2. 遵循多重用药原则，联合用药应"少而精"，减少非处方药的使用，避免处方瀑布，注意剂量个体化、使用一药多用的药物，提高药物依从性。定期检查常用药物，避免增加药物相互作用风险。

3. 教育老年人及其家属避免随意进行自我治疗，包括处方药、非处方药、各类保健品、中草药、民间"偏方""秘方"等。鼓励老年人按时到门诊随访，知晓自己的健康状况，一旦出现新的症状，需要考虑药物治疗相关不良事件，并及时就诊。

七、衰弱老年人防跌倒综合解决方案

（一）病例介绍

1. **基本情况** 患者男，83 岁。既往有高血压、糖尿病、冠心病、慢性阻塞性肺疾病、胃大部切除术后、脑卒中、帕金森病等病史，目前使用拐杖协助行走；全口义齿，6 个月前出现吞咽功能下降，喝水呛咳、食欲减退且进食缓慢，BMI 17.9kg/m²；睡眠障碍，服用舒乐西泮、思诺思等药物；因两个月前在楼下散步时，无明显诱因跌倒致左侧手腕骨折，已行夹板固定，害怕再次跌倒骨折。为进一步查明跌倒原因，于 2021 年 11 月 9 日上午 9：30 由儿子陪同到防跌倒门诊咨询。

2. **查体** 血压 138/83mmHg；血氧饱和度 92%；助行器辅助行走、缓慢而蹒跚的步伐、整体转身；平衡测试仅完成第一阶段；不能完成第二、三、四阶段；不能完成 3m 折返测试；不能完成 5 次坐起测试；平衡肌力测试提示下肢力量不足。

3. **近期检查结果** ①血常规：单核细胞 0.083，血红蛋白 13g/L，平均血红蛋白浓度

316g/L。②血生化：尿素氮 7.62mmol/L，载脂蛋白 A12g/L，HDL-L 2.06mmol/L，血清胱抑素 1.36mg/L，空腹血糖 6.5mmol/L。③ 24 小时尿：尿钠 57mmol/L；尿钾 2.7mmol/L（1.5L）；尿氯化物 51.9mmol/L；快速微量尿白蛋白 / 肌酐测定 < 21mg/g。④ 24 小时动态血压监测：总体为平均收缩压 121mmHg、平均舒张压 63mmHg、平均心率 67 次 / 分、收缩压负荷（SYS）13%、舒张压负荷（DIA）0%。⑤ 24 小时动态心电图：窦性心律；房性期前收缩，部分成对；短阵房性心动过速；室性期前收缩；心率变异性参数（SDNN）117.55 毫秒，心率变异性分析：正常；心率震荡 HRT1：T0 ≥ 0 或 TS < 2.5，一项指标异常，室性期前收缩后，出现自主神经的快速调节反应异常，中度风险。⑥超声心动图：各房室腔大小形态正常，左心室壁静息状态下，未见节段性室壁运动异常，左心室整体收缩功能正常，主动脉瓣轻度退行性改变并伴少量反流，二尖瓣后叶退行性改变并伴极少量反流，三尖瓣少量反流，左心室舒张功能轻度减低，未见心包积液。⑦双肾＋肾上腺彩超检查：右肾中部可见一囊性结构，大小约 0.5cm × 0.7cm，边界清楚，肾盂未见分离。双侧肾上腺区超声未见明确占位性病变。⑧髋关节＋腰椎骨密度扫描：骨质疏松、骨折危险性高。

（二）跌倒风险评估结果

1. 高龄老人。

2. BMI 17.9kg/m^2（< 18.5kg/m^2），体重指数偏低。

3. 罹患多种与跌倒高度相关性疾病：高血压、糖尿病、冠心病、慢性阻塞性肺疾病、帕金森病、脑卒中。

4. 服用跌倒相关高危药物：降压、降糖、神经系统用药等。

5. 衰弱（肌少症、吞咽障碍、口腔衰弱）。

6. 骨质疏松，跌倒后骨折风险极高。

7. 恐惧再次跌倒。

（三）跌倒风险防范措施

1. 纠正衰弱

（1）营养干预

1）提供适宜的营养：能量供应以碳水化合物为主，无须过度严格控制含蔗糖食物；宜选择能量密度高且富含膳食纤维、低升糖指数的食物，如燕麦片、全麦面、西红柿、西蓝花、柚子等，以改善糖代谢和降低心血管病的发生风险。

2）养成良好的就餐习惯：端坐位进食，养成细嚼慢咽的良好进食习惯，低头吞咽，进食后半小时内避免平卧。

3）吞咽康复操训练：基础操＋面部肌肉运动。每日进餐前进行。

4）口腔衰弱的康复方案：口腔衰弱在老年人群中发病率较高，不仅使老年人口腔功能进一步恶化，还损害老年人的生理、心理健康及社会功能，可造成肌少症、衰弱、营养不良、残疾甚至死亡等不良结局。

①疾病相关：与健康老年人相比，老年人牙齿较少、口腔功能较差及义齿使用频率较高，可进行相关知识宣讲，或定期到口腔科就诊检查。

②营养摄入：增加老年人能量、蛋白质及微量元素的摄入，帮助老年人养成良好的口

腔健康行为，指导老年人养成细嚼慢咽的良好咀嚼习惯，根据老年人的喜好合理进行膳食搭配，提高老年人饮食满意度。

③社会及心理支持：老年人因社交范围小更易出现抑郁症状，因此，应积极评估老年人的社会及心理状态，根据老年人不同的心理特征对其进行引导，同时加强老年人家庭及社会支持，完善多元社会参与形式，鼓励老年人参加社会活动，帮助其重新融入社会。

④口腔训练内容：是根据深呼吸、颈部运动、肩部运动、张口和闭口运动、舌肌运动、面颊运动、发声练习、唾液腺按摩和深呼吸的顺序进行，老年人可以在饭前自行训练1次或多次。通过口腔训练，与口腔相关的肌肉群得到充分活动，以改善老年人的口腔功能状态。

5）每周监测体重并记录，3周后（11月30日上午）门诊随访。

（2）运动干预

1）初级康复训练：抗阻运动、平衡运动、有氧运动。每周运动2～3次，每次20～30分钟。

2）训练注意事项：①运动前做好准备工作，如弯腰屈膝、宽松肌肉、深呼吸等。②运动中做好安全防护，身边有人陪同。③如运动过程中发生腰痛、胸痛、头晕等症状，应立即停止运动；糖尿病老年人防止运动中发生低血糖，并知晓低血糖的紧急处理方法。④运动时应无心慌、明显气急感觉，微微出汗即可。⑤如运动后疲劳现象久久不能消失，则说明运动量过大或项目不合适。⑥状态较差时，运动方案不宜控制过严，可酌情调整。⑦训练从低、中强度开始，循序渐进，并长期坚持。

3）4周后（11月30日上午）门诊随访。

2. 多重用药干预

（1）申请多学科会诊，分析病情、调整用药，经多学科专家会诊意见如下。

1）神经内科主任会诊意见：患者精神、行为表现为兴奋状态，但心脏功能相对稳定，继续服用美金刚，剂量由5mg调整为10mg，1次/晚，保证充足睡眠。

2）肾内科主任会诊意见：①结合血化验结果，建议继续使用枸橼酸钾，监测血钾水平；②肾脏超声提示右肾中部有小囊肿，大小约0.5cm×0.7cm，边界清楚，无须特殊处理，定期复查；③患者双侧肾动脉阻力升高，进行动态观察。

3）药理科副主任会诊意见：①查看药单，发现患者同时服用单硝酸异山梨酯片和硝酸异山梨醇酯片，请心内科评估一下是否可减少一种？②患者同时服用两种活菌制剂，结合大便常规提示隐血阳性，有必要请消化内科进一步评估两种消化酶是否可减少一种，同时查找大便隐血的可能原因。

4）心内科主任会诊意见：①治疗应简化，患者循环系统相对稳定，且夜间睡眠可，既往无明确心绞痛发作，睡前硝酸异山梨醇酯片可停用。②结合24小时动态血压监测结果，考虑各系统血管阻力都有升高的可能，不建议收缩压低于110mmHg，将血压控制在120～130mmHg就很好，影响血压的药物尽量少吃，适当多饮水，避免饮食过清淡，目前已提示氯化物相对偏低，并不是越清淡越好。③如果血压继续下降，停用单硝酸异山梨酯片。监测血压，要注意上午10～11时可能是血压最低的时候，早饭后适当休息，若活动时容易无力、晕倒，在血压低时减少活动。④心血管系统相对稳定，匹伐他汀可以不服用，若服用注意 1 个月后复查肝酶、肌酶和血糖。⑤对于大便隐血阳性，建议请普通外科进行肛门指诊检查，协助诊断。

5）老年科副主任会诊意见：①患者高龄，结合各项评估，存在衰弱和肌少症，同时存在营养不良的风险，可以补充乳清蛋白。②体育锻炼方面，在血压等可能导致跌倒的因素稳定后，可以适当进行运动干预训练，预防跌倒最重要。③认知问题可能与患者高龄相关，建议多吃多动。

6）营养科副主任会诊意见：患者饮食结构不平衡，存在肌少症问题，可以进行以下几方面的干预：①每日保证优质蛋白摄入，最好可以摄入 1 个全蛋、2 个蛋清、2 两肉（包括鱼、虾、禽类等）、1～1.5 盒牛奶，蔬菜种类、做法尽量丰富。②补充口服 TPF-D 肠内营养乳剂，每天 3～5 次，每次 100～150ml，用前摇匀，服用期间需多饮水，开封后冷藏，24 小时内饮用完毕。③进行力量型训练，可以使用握力计、小哑铃等锻炼力量。④适当补充维生素 D。

（2）观察用药后不良反应，服用降压、降糖、助眠药后易出现眩晕、乏力等不适，应及时观察，适当减少活动，必要时卧床休息。

3. 增强日常安全管理意识

（1）催眠药睡前坐在床旁服用，服用前做好洗漱、如厕等准备。

（2）养成体位变换时动作缓慢的习惯，尤其是由坐位变站立时不要马上迈步，身体稳定后再迈步行走。

（3）避免夜间频繁如厕，建议床旁放尿壶，避免夜间活动增加跌倒风险。

（4）学会跌倒时的保护动作，学会"丢卒保车"，避免髋及腰椎的骨折。

4. 心理干预

（1）加强跌倒相关的健康教育的学习，正确认识跌倒，减轻或克服恐惧情绪。

（2）关注自身认知功能方面的变化，配合专业、合理的认知训练，提高对跌倒危险因素的处理能力，减少意外的发生，降低恐惧心理。

（3）抑郁也是衰弱的表现之一，教育家庭人员常与老年人沟通，必要时寻求心理医师的帮助。

（四）评价（整体情况的评价，重点是营养、运动的效果）

2021 年 11 月 30 日（3 周后）门诊随访情况如下：患者精神状态较首次来诊时明显好转，主诉经过饮食、运动及药物调整等各方面的干预，食欲略好，睡眠有改善，乏力症状减轻，整体效果很满意。

1. 营养方面　能够按照营养补充食谱进餐，改正不良就餐习惯，4 周时间体重增加 2kg，BMI 由 17.9kg/m² 增长至 18.6kg/m²。

2. 运动方面　每餐前进行口腔训练，经评估吞咽功能有明显好转，呛咳次数由每日 1～2 次，降至偶尔发生；每周一、三、五进行康复训练，可坚持 10～20 分钟，运动后略感疲劳，休息后好转。

第六节　代谢障碍与跌倒

一、概述

代谢综合征是一组以肥胖、高血糖（糖尿病或糖调节受损）、血脂异常（高三酰甘油血症或 HDL-C 血症）及高血压等聚集发病，严重影响机体健康的临床症候群，是一组在代谢上互相关联的危险因素的组合，这些因素直接促进了动脉粥样硬化性心脏病的发生，也增加了糖尿病的发生风险。代谢综合征受遗传和环境的双重影响，是不良生活方式、营养过剩、肥胖导致人体的蛋白质、脂肪、碳水化合物等严重影响机体健康的临床症候群。中国 60 岁以上人群代谢综合征患病率达到 58.1%，每 3 ~ 5 名成人中就有 1 例代谢综合征患者，北方人群高于南方。调查结果显示中国成人超重 30.1%、肥胖率 11.9%、高血压患病率 25.2%、糖尿病患病率 12.8%，代谢综合征是老年人群常见疾病，糖尿病患者出现各种急慢性并发症，致残、致死率高，严重影响人们的生活质量，这些代谢性疾病也会使跌倒危险性增加，且跌倒后的严重程度要高于未患疾病的患者。

二、代谢性疾病（糖尿病）患者跌倒特征

中国疾病监测系统数据显示，跌倒已成为我国 65 岁以上老年人致死的首要原因。预防和减少患者跌倒，被世界卫生组织和中国医院协会列为患者的安全目标，已成为全球共同关注的重要议题。糖尿病患者由于病情复杂，跌倒风险上升，糖尿病患者发生跌倒的概率为 30.6% ~ 71.5%，跌倒可导致老年糖尿病患者入院次数增加，造成患者的躯体活动受限，严重威胁患者的身心健康，加重患者及社会的经济负担，每年用于老年人跌倒的医疗费用约 50 亿元人民币。糖尿病患者使用降糖药物不当容易导致低血糖，患者出现低血糖时出现心慌、饥饿、手抖、头晕、头痛全身无力，甚至晕厥昏迷等，尤其老年人患糖尿病时更容易发生跌倒，危害性极大。老年糖尿病患者血糖控制差，会出现各种急性并发症，如酮症酸中毒、乳酸酸中毒、低血糖症；慢性并发症，如糖尿病视网膜病变、糖尿病神经病变、糖尿病足等，这些并发症可造成视物模糊、视物不清、下肢感觉减退及血液循环障碍，使平衡能力与肌力下降，都会增加跌倒风险。

三、引起跌倒的代谢性疾病——糖尿病

糖尿病是终身性疾病，易继发全身多脏器的损害，致残、致死率高，严重威胁老年人的身心健康和生活质量。研究表明随着病情的进展，老年人患糖尿病时，四肢肌肉力量相应减少，肌力和运动耐力下降；糖尿病使肌肉的病理生理学发生改变，导致衰弱的发生，从而导致跌倒。老年糖尿病更易合并各种并发症，慢性并发症有视网膜病变（占 36%）、脑血管病变（占 36%），易发生卒中；糖尿病肾病占 52%；冠心病、心肌梗死、心绞痛占65%，合并高血压者占 80%；糖尿病足溃烂坏疽坏死，有 48% 要截肢；神经病变占 88%。由于糖尿病合并的慢性并发症可造成视物模糊、视物不清；心脑血管循环障碍导致头晕；下肢感觉减退及血液循环障碍，使平衡能力与肌力下降，都可引发跌倒的危险。老年糖尿

病患者使用降糖药物不当（剂量过大）容易导致低血糖。老年人出现低血糖时，尤其老年糖尿病患者更容易发生跌倒，危害性极大。

四、糖尿病跌倒诊断

老年糖尿病患者发生跌倒时，应详细询问病因、病程、并发症、体格检查、临床表现、治疗等情况。

（一）病史与病因

1. 1 型糖尿病　①遗传因素；②环境因素：病毒感染、化学因素、饮食因素；③自身免疫因素，B 细胞自身抗体。

2. 2 型糖尿病

（1）遗传因素：易感基因；胰岛素抵抗。

（2）环境因素：肥胖；活动量减少，胎儿和婴儿期低体重。

（二）典型症状

1. 多饮、多尿、多食、体重减轻　糖尿病的典型症状为高血糖相关的"三多一少"和皮肤感染、乏力、视力变化、体力减退、精神萎靡、疲乏、易感冒、工作能力下降等症状和临床表现，但很多老年人早期常没有任何症状或症状较轻。随着疾病的发展、病程的延长，血糖控制差，会逐渐出现多系统损伤，并出现与并发症相关的临床症状。

2. 护理评估

（1）健康史及相关因素：包括家族中有无糖尿病者，初步判断发病的时间、病因、症状、饮食、遗传、精神因素、生活和工作环境等。

（2）一般情况：年龄、性别、职业、婚姻状况、营养状况、睡眠、身高、体重、皮肤有无破损、工作能力等。

（3）发病特点：有无饮食、饮水、尿量及体重的变化，有无皮肤感染、瘙痒，有无肢体感觉异常、疼痛等。

（4）相关因素：家族中有无糖尿病者，男性是否吸烟、饮酒等。

3. 身体状况　身高、体重、营养状况、意识状态，皮肤有无水肿、感染灶，足部皮肤有无破损、溃疡等。

（三）化验检查

1. 辅助检查　血糖测定是诊断糖尿病的主要依据，也是判断糖尿病病情和控制情况的主要指标。最常用的诊断方法是空腹血糖（过夜空服 8 小时以上，于晨 6～7 时采取的血糖）≥7.0mmol/L 和餐后 2 小时血糖≥11.1mmol/L、糖化血红蛋白≥6.5%、尿微量白蛋白、血生化、肾功能、眼底检查、超声检查、尿常规等。

2. 75g 葡萄糖耐量试验　75g 葡萄糖耐量试验是诊断糖尿病的主要依据。

3. 糖化血红蛋白测定　正常值 4%～6%，可反映取血前 8～12 周的血糖总水平，是评价长期血糖控制的金指标，也是指导临床调整治疗方案的重要依据。

4. 血浆胰岛素和 C 肽测定　血胰岛素水平测定，对评价胰岛 B 细胞功能有重要意义。

5. 观察双足颜色和外观　观察双足颜色和形态是否有异常，皮肤是否存在淤血、紫斑，足的外形、足趾和趾甲是否畸形、变硬变厚；是否存在皮肤破损、溃疡、胼胝（硬茧）、鸡眼等症状。

6. 脚部触觉检查

（1）重度触觉：用大头针钝头或棉签轻轻触碰足部皮肤，检查是否有感觉，如果感觉差，表示触觉减退。

（2）轻度触觉：将棉线拧成尖端状，或者用细绳轻轻划过皮肤，检查是否可以感觉到，如果没有则表示轻触觉消失或减退。

7. 温度感觉检查　用凉的金属物体触碰足部皮肤，检查是否有明显的冰凉感，然后用37℃左右的温水浸泡双足，检查是否能感觉到温热，如果没有感觉，则表示足部对温度的感觉减退或缺失。

8. 周围血管检查　用手指轻触足背靠近足踝处皮肤，寻找足背动脉搏动。多普勒超声检查踝动脉与肱动脉的比值，ABI ≤ 0.9 提示有明显缺血；ABI ≥ 1.3 也属于异常，提示动脉有钙化或血管壁僵硬。

（1）神经系统检查：最简单和常用的方法是 10g 尼龙丝测定。

（2）皮肤温度检查：分为定性检查和定量检查。定性检查即将音叉或一根不锈钢细棍置于温热水杯中，取出后测定患者不同部位的皮肤感觉，同时与正常人对照。定量检查需要用仪器，如红外线皮肤温度测定仪。

（3）压力测定：通常让受试者站在有多点压力敏感器的平板上，通过扫描成像，传送给计算机，在屏幕上显示出颜色不同的足印，如红色部分为主要受力区域，蓝色部分为非受力区域等。

（4）血管检查：最简单的方法是用手来触摸足背或胫后动脉的搏动，搏动消失提示有严重的大血管病变，需行进一步检查。

（四）治疗

1. 营养治疗　营养治疗在糖尿病综合管理中占重要地位。医学营养治疗通过调整营养素结构，有利于血糖的控制，有助于维持理想体重并预防营养不良。营养治疗是糖尿病治疗的重中之重，所有糖尿病患者都必须进行合理的营养治疗，而且应终身坚持。初发的糖尿病患者往往只需要坚持健康、合理、科学的饮食治疗，就能有效地控制血糖。

2. 运动治疗　运动治疗在糖尿病综合管理中占重要地位，也是糖尿病的基础治疗之一，运动治疗是一种有效、方便的控制血糖的方法。适当的运动不仅可以降低血糖，还能增强糖尿病患者的机体免疫力，促进全身代谢，提高生活质量，有利于减轻体重，提高胰岛素敏感性，改善血糖和脂代谢紊乱，减少心血管危险因素，使血糖下降，并可减少降糖药物或胰岛素的用量。尤其对于 2 型糖尿病患者更为重要。

3. 药物治疗　老年糖尿病患者通过饮食治疗、运动治疗不能使血糖控制达标时，需要口服降血糖药物或注射胰岛素治疗。

4. 糖尿病健康教育　糖尿病健康教育引起了国际糖尿病联盟和国内外糖尿病专家的高度重视。对老年糖尿病患者进行系统化、专业化、规范化健康教育和专业指导，使他们具备与糖尿病终身相伴的知识和能力，糖尿病健康教育应贯穿糖尿病诊治的整个过程。

5. 自我病情监测　监测血糖是减缓和预防多种并发症的有效措施，防止高血糖、及时发现低血糖，特别是接受胰岛素强化治疗的老年人，有利于随时了解血糖的变化，调整治疗方案，同时监测血脂、肾功能、血压等。

五、糖尿病跌倒预防及风险管理

1. 患有糖尿病的老年人，尤其是进行药物治疗者容易出现低血糖，出现低血糖会导致跌倒的发生。

跌倒的预防：自主（交感）神经过度兴奋的表现，如出汗、心率加快、颤抖、心悸、紧张、焦虑、饥饿、一过性黑矇；脑功能障碍的表现，如精神不集中，思维和语言迟钝，头晕、嗜睡、视物不清、步态不稳，可有幻觉、躁动、易怒、行为怪异等精神症状，意识障碍甚至昏迷等；长期严重低血糖可致永久性脑损害。

风险管理：出现低血糖症状时要及时测量血糖，如果血糖≤ 3.9mmol/L，要立即进食含糖食物，遵循 2 个 15 的原则：补充 15g 的含糖食物，包括 2 ～ 4 块葡萄糖专用糖块或 2 块方糖或一勺蜂蜜或 130ml 含糖饮料；15 分钟后再次监测血糖，如果血糖≥ 3.9mmol/L，可嘱患者进食一些碳水化合物，如面包、糕点等。更重要的要查明低血糖的发生原因。老年人血糖控制不要太严格，空腹血糖 7 ～ 8mmol/L，餐后 2 小时血糖 10 ～ 11mmol/L 即可。

（1）遵医嘱合理使用胰岛素：在注射胰岛素后 30 分钟内进食，胰岛素注射剂量、剂型必须准确。

（2）初次使用胰岛素及更换胰岛素品种或胰岛素剂量的患者，应随身携带点心以备加餐。

（3）严密监测血糖：每周至少 2 天测空腹、早餐后 2 小时及睡前血糖，并及时记录。

（4）适当的有氧运动，如做广播体操、打太极拳等。

（5）外出旅行，应询问医师胰岛素及降糖药物的用量，并携带一些水果糖、饼干等。

（6）对于经常发生低血糖的老年人，可制作急救卡片，卡上写明病情、姓名、地址、家人电话、紧急处理方法及立即送医院，并随身携带此卡。

（7）如果出现意识障碍，应立即送往医院救治。

2. 糖尿病并发白内障易发生跌倒

（1）跌倒预防：白内障是晶状体结构发生了混浊导致的。晶状体如同照相机的镜头，可帮助人眼调整焦点；如果晶状体混浊，就会阻挡光线进入眼内，引起视物模糊、视力下降，导致老年人跌倒的风险增加，血糖升高会导致进入晶状体内的葡萄糖增多，使晶状体吸水肿胀而混浊，是跌倒的高危因素。

（2）风险管理：糖尿病引起的白内障病情相对严重，一旦出现白内障要到正规医院的眼科做全面的眼部检查，尤其是眼底检查，明确白内障程度和眼底情况，及时治疗，减少并发症的发生，减少跌倒事件。

3. 预防糖尿病足，可以降低跌倒风险

（1）跌倒预防：糖尿病足在医学上的定义为糖尿病老年人由于合并神经病变及各种不同程度的血管病变，而导致下肢感染、溃疡形成和（或）深部组织的破坏。临床表现：皮肤瘙痒、肢端发凉、肢端麻木、刺痛、感觉减退或丧失、脚踩棉花感、有间歇性跛行、静息痛、下肢溃疡形成、溃疡感染、骨骼关节变形，严重者导致坏疽等。由于糖尿病足出现足部末梢麻木感，脚踩棉花感，有间歇性跛行，影响身体的平衡功能，极易造成跌倒。因此，预防糖尿病足是老年糖尿病患者防范跌倒的重要措施。糖尿病足是在糖尿病慢性并发症中相对容易识别、预防比较有效的并发症。糖尿病足强调"预防重于治疗"，90% 的糖尿病足是可以预防的。

（2）风险管理：糖尿病足早期症状轻微或不典型者往往难以察觉，也不会加以重视，但早期是糖尿病足治疗的好时机。因此在这个阶段需要仔细观察足部的变化，早发现、早干预、早治疗。

1）保持足部卫生：每天用温水洗脚，掌握好水温，一般可以用水温计测量，温度≤37℃，泡脚时间≤5分钟，洗脚后用白色棉质毛巾擦干，尤其是趾间部位。

2）每天检查双足：有无水肿、破损，注意皮肤的颜色，触摸足部皮肤温度，看有无异常。若有鸡眼、嵌甲、老茧、水疱或皲裂，建议尽早治疗，即使有轻微的抓伤、擦伤也要格外小心，因为如果不及时处理，就会导致更大的皮肤伤害。

3）注意足部保健：选择合适的鞋袜，选择白色棉线袜，袜口不能过紧，选择系带的圆头布鞋、旅游鞋或软皮皮鞋，不能在室外赤脚，不能穿拖鞋，凉鞋的暴露部位不能太多，穿鞋前应检查鞋内有无异物。

4）每年到医院进行双足及下肢的检查，了解双足的状态，是否已出现神经血管病变，对预防和诊断糖尿病足非常重要。

5）在医护人员的指导下严格控制血糖，保持血糖相对平稳，积极预防糖尿病足的发生和发展，糖尿病足 90% 以上的截肢是可以预防的，跌倒更是可以预防的。

4. 糖尿病合并下肢血管病变很容易发生跌倒

（1）跌倒预防：下肢血管病变也是糖尿病的并发症之一，如何识别呢？下肢血管病变早期常表现为下肢乏力、腿部发凉、麻木、下蹲起立困难，由于这些早期症状并不典型，会误认为生理性衰老的自然现象，或是缺钙或腰椎病，若不及时诊治，则会延误治疗。病变继续发展，可出现间歇性下腿肌肉疼痛，停歇片刻好转；更严重的是，不走路时腿脚也会痛，称为"静息痛"，出现疼痛的频率越来越高。如果出现间歇性跛行症状后仍没有得到诊治，不运动也会有下肢疼痛症状，则意味着下肢血管缺血逐渐加重，走路时跌倒风险增加。

（2）风险管理：糖尿病老年人一般要减慢步行速度、减少走路时间，减少活动范围。适当的有氧运动有做广播体操、打太极拳等。吸烟者必须戒烟。若对这些症状不加以重视，严重时会导致肢体缺血坏死，甚至截肢，危及生命，更会增加跌倒的风险。

5. 糖尿病并发神经病变要警惕跌倒

（1）预防跌倒：患糖尿病的老年人合并神经病变时的表现有四肢末端对称性麻刺痛、烧灼感及感觉异常，肌无力、萎缩，休息时心率增快，使心血管反射异常，易发生直立性低血压，导致大脑暂时供血不足。

（2）风险管理：患糖尿病的老年人从卧位变站立位时极易发生跌倒，特别是使用抗高血压药物的老年人更易发生；因此嘱患者使用三步起床法：平卧半分钟、半卧半分钟、床旁静坐半分钟；要控制好血糖、纠正血脂异常、控制高血压；改变不良的生活习惯，如戒烟、戒酒、适当营养、避免毒性物质；所有糖尿病患者每年都应进行糖尿病周围神经病变的检查，如针刺觉、温度觉、震动觉及 10g 尼龙丝检查，了解病变的进展；病程较长者，应 3 ～ 6 个月进行复查，已经患周围神经病变者，一定要做好足部护理，防止跌倒的发生。

6. 糖尿病并发症心血管疾病可直接导致跌倒

（1）预防跌倒：糖尿病合并心血管疾病常见的症状有心慌、胸闷、呼吸短促、眩晕、心绞痛等。导致跌倒的原因，一是直立性低血压，一般在起床和下蹲时出现头晕、黑矇甚至晕厥，以及不稳定型心绞痛；二是会出现单眼或双眼短暂性发黑或视物模糊、复视，或伴有眩晕；三是活动受限或伴有肢体无力，口齿不清，突然跌倒，或伴有短时意识丧失。这些都是跌倒的危险因素。

（2）风险管理

1）改变不良生活方式：要优化饮食结构，多吃蔬菜，减少脂肪的摄入，限油，限盐，饮食清淡，粗、细粮巧搭配，蔬菜餐餐有，少食多餐，适量饮水；戒烟戒酒，超重或肥胖者减轻体重；加强有氧运动，如快步行走等，每周 5 ～ 7 次，每次 30 ～ 60 分钟。

2）控制高血糖：糖尿病控制目标是个体化的，2 型糖尿病患者的理想控制目标为空腹血糖 3.94 ～ 7.0mmol/L，非空腹血糖 ≤ 10.0mmol/L，糖化血红蛋白 < 7%。

3）血压、血脂达标，控制高血压，血压一般控制在 140/80mmHg 以下，纠正血脂紊乱。

4）定期监测，定期测量体重、腰围、血糖、血压、血脂、心电图等。

5）保持情绪稳定，调整心态，保持乐观、豁达、开朗的情绪，烦躁易怒或悲观厌世可以导致血糖升高，更容易诱发心脑血管事件。

第七节　认知障碍与跌倒

一、概述

认知障碍是一种以认知功能缺损为核心症状的获得性智能损害综合征，认知损害可涉及记忆、学习、定向、理解、判断、计算、语言、视空间等功能，其智能损害的程度足以干扰日常生活能力或社会职业功能。随着我国人口平均寿命的增加，医疗技术的进步，认知障碍老年人在老年人照护人群中的比例也在增加。认知障碍老年人存在严重的多重服药现象，这也使得原本就有跌倒风险的认知障碍老年人的跌倒风险进一步攀升，因此，跌倒将成为认知障碍老年人安全照护中的重要环节，尤其是对于 60 岁及以上的老年患者，应将认知功能障碍作为跌倒的风险因素考虑在内，从而才能更有效地预防老年人跌倒事件的发生。

二、认知障碍患者跌倒特征

老年人跌倒是一项重要的公共卫生问题，认知障碍是跌倒的重要风险因素之一。老年期认知障碍是指年龄在 60 ～ 65 岁及以上患者出现的以认知功能损害为核心症状的获得性智能障碍综合征。研究显示，患有痴呆的老年人跌倒发生率是认知健康老年人的 2 ～ 3 倍，每年有 60% ～ 80% 的痴呆患者发生跌倒。执行能力受损与跌倒密切相关，具体来说，成功完成一项具有挑战性或复杂性的运动任务，取决于与执行能力相关的神经和脑区结构和功能的完整性。认知功能障碍执行能力受损，会导致老年人平衡力受损、步态功能受损、恢复平衡能力受损、躲避障碍物能力受损，从而使老年人跌倒风险增加。

三、引发跌倒的认知障碍疾病类型

（一）阿尔茨海默病

阿尔茨海默病又称为老年性认知障碍，是一种以记忆力减退为主要表现，伴有其他认知功能损害的获得性、持续性、进展性智能减退综合征。这个类型起病隐匿，是认知障碍最常见的原因，其发病率随年龄增长逐渐增高。阿尔茨海默病分为早期、中期、晚期3个阶段，当患者进入中期后，身体平衡和协调能力逐渐下降，视空间结构能力障碍，无法正确判断周围环境，容易发生跌倒。

（二）血管性痴呆

血管性痴呆是指脑血管病变引起的脑损害所致的认知障碍，是继阿尔茨海默病之后第二常见的认知障碍。病因主要涉及脑血管病和危险因素，脑血管病包括大动脉病变、心源性脑栓塞、小血管病变、脑梗死、脑出血、脑静脉病变等；危险因素包括脑血管病变危险因素（如高血压、高血脂、心脏病、糖尿病、动脉硬化及吸烟等）、脑卒中、高龄及受教育程度低等。患者的典型临床表现为一侧感觉和运动功能障碍，突发的认知功能损害、失语、失认、失用、视空间或结构障碍，使跌倒风险增加。

（三）路易体痴呆

路易体痴呆是以进行性痴呆合并波动性认知功能障碍、帕金森综合征，以及反复发作的以视幻觉为突出表现的精神症状为临床特点。病因不清，病情进展快于阿尔茨海默病，病程一般为6年左右。认知功能损害以注意力、视空间能力、词语流畅性等方面下降较为突出，同时伴有帕金森病样症状，如运动迟缓、肌张力增高、肌强直、姿势步态异常，使患者运动过程中的跌倒风险大大增加。

四、认知障碍引发跌倒的原因

认知能力的下降与跌倒有着密切的关系。研究认为，认知功能衰退会出现各种症状，如处理速度、注意力、计划能力、反应时间、记忆力、执行功能等特定认知领域障碍，常进一步引起平衡功能下降、步行节律紊乱、步速变慢、步态变异性增强。此外，中枢神经系统功能的病变更会引起机体肌力下降，进一步诱发患者跌倒。

（一）与记忆力下降有关

对于老年认知障碍患者来说，记忆功能障碍是最早表现于外的症状。工作记忆与行动能力有关，工作记忆功能受损会影响一个人行走的有效性和安全性，进而增加跌倒的风险；同时，记忆障碍老年人在单任务和双任务完成能力中表现出步速减慢，步态节律紊乱；此外，记忆力功能下降，可能会导致老年人因无法有效回忆起如何使用辅助器具，以及当初的安全行走方式而跌倒。

（二）与注意力下降有关

老年人跌倒的发生与注意力下降有关，注意力下降会影响患者步态，进一步增加跌倒风险。早在1997年医学杂志《柳叶刀》中提到将"说话时停止走路"作为老年人跌倒的预测因素，可见注意力对老年人安全行走的重要性。测试步行整个过程中对注意力的需求，通常采用双任务完成能力的方法。双任务完成能力（dual-task performance）是指在站立或行走过程中，一个人执行并完成第二项任务的能力，是在日常生活里不可或缺的一项能力，特别是对老年人来说，在行走的同时能够合理分配注意力，对于顺利执行第二项任务是非常重要的。在双任务执行中没有足够的注意储备，执行一项或两项任务的表现都会下降。有研究指出，患有认知障碍的老年人注意力受损后，由于大脑对信息有效获取及整合出现问题，会进一步引起执行能力的下降，最终对患者的平衡功能和步态造成影响，从而增加行走时老年人因内在因素而引起跌倒的风险。

五、认知障碍患者跌倒风险评估

（一）简易精神状态检查表

使用简易精神状态检查表（MMSE）对患者认知功能进行评估，21～24 分为轻度认知障碍，14～20 分为中度认知障碍，≤ 13 分为重度认知障碍，分数越低表示患者的认知功能越差。

（二）跌倒风险评估量表

使用跌倒风险评估量表对患者进行跌倒风险评估，1～2 分为低危，3～9 分为中危，≥ 10 分为高危，分数越高表示跌倒风险越高。

六、认知障碍患者跌倒预防措施

（一）用药指导

1. 服用镇静催眠药的患者，嘱其待意识完全清醒后再活动。

2. 服用抗高血压药、降血糖药、利尿药时，嘱其改变体位时要缓慢，以防发生直立性低血压，导致头晕而跌倒。

3. 帮助患者养成用药规律的习惯，包括根据病情确定用药配伍、剂量及服药时间等，其中药物配伍方面，告知患者及其家属不要认为药物越贵越好，主要是根据患者的病情进行针对性用药，注重临床疗效是否满意。在服药时间方面，包括"饭后服""空腹服""临睡服"等时间差异，因此需要叮嘱患者及其家属避免在错误时间用药。

4. 同时注意药量与老年患者身体强弱、病程长短的关系，对于身体虚弱且已经对药物耐受性较差的患者，遵医嘱适当减少药量；若患者身体较为强壮，且病症较为危急，遵医嘱适量增加药物，避免药效不明显。

（二）生活指导

1. 鼓励患者多与外界沟通，培养兴趣爱好。

2. 指导其如何预约家庭医生。

3. 指导患者穿防滑鞋袜及合适的衣服。

4. 日常用品摆放在合适的位置上，在楼梯和卫生间安置扶手，安装防滑地板，调整床铺高度，安装床栏，保证生活环境的光线良好。

（三）认知训练

1. 采用难度合适的智力拼图，提高患者的逻辑思维能力。

2. 让患者阅读报纸和书刊，训练理解能力；在卧室、厕所等设置醒目标志，让患者记住位置。

3. 鼓励老年人做力所能及的事，避免过分依赖他人。

4. 准备一根比较细的棍子，在患者视线范围内移动，让患者盯住尖端，眼睛随着棍子移动，进行视觉追踪训练。

5. 让患者进行数字排序，先让其将 0 ～ 10 之间的数字按照要求的顺序进行排序，必要时予以数字卡片进行排序，当患者多次试验完成后，可根据实际情况增加数字排序难度，或者完成不同顺序数字的书写，以提高患者对数字的敏感程度。

6. 每天制订固定的环节，例如步行、穿衣、喝水等日常行为，并让患者进行回忆和讲述，以使其对日常活动加深印象。

（四）心理康复护理

1. 首先需要对患者现阶段的心理状态有详细的了解，并通过增加与患者的沟通频率，评估其对认知障碍的心理接受度，若患者存在负性情绪，需要护理人员开展心理疏导工作。

2. 对于存在沟通困难的患者，告知其可以通过摇头、点头、指点等方式传递自身的想法，并予以患者安慰和积极暗示。

3. 可以指导患者采取一些心理减压方式，例如转移注意力、腹式呼吸等，若患者在跌倒后不愿再次步行，护理人员应该用真诚的态度协助其建立积极的心态，让老年人愿意做出改变。

第八节　帕金森病与跌倒

一、概述

帕金森病（Parkinson's disease，PD）又称震颤麻痹，是一种进展性神经退行性疾病，主要表现为运动迟缓、静止性震颤、肌肉强直等临床症状。早期阶段，患者日常生活能力可不受到影响，仍能完成基础工作；而在疾病中晚期，患者的行走能力及自理能力均受到严重影响，无法正常工作，出现平衡功能受损、步态稳定性下降、行动受限等表现，从而导致跌倒事件的发生。跌倒常发生于老年或晚期 PD 患者中，随着病程增加与年龄的增长，跌倒风险逐渐增加，35% ～ 87% 的 PD 患者经历过多次跌倒，其跌倒风险是同龄健康个体的 9 倍。研究发现，85% 的跌倒具有可预防性，科学的预防管理措施，可以有效减少跌倒事件的发生率。

二、帕金森病患者跌倒特征

跌倒在 PD 患者中较为常见，常引起一系列不良后果。对于老年 PD 患者来说，跌倒常引起骨折，跌倒后 PD 患者发生骨折的概率达 35%，是非 PD 患者的 3.2 倍，这也是 PD 患者致残、生活质量下降、失去自主性的重要原因。据统计，PD 患者骨折的风险是健康对照者的 2 倍，而髋部骨折的风险是同龄老年人的 4 倍。骨折不但进一步限制了患者的自主运动能力，还会继发一系列并发症，甚至缩短患者的预期寿命。除了肢体损伤以外，跌倒还会带来心理恐惧，许多患者因此而惧怕行走，更多地依赖轮椅或卧床，减少自主活动，以避免跌倒而造成肌萎缩与活动耐力下降，进一步加重运动功能的损害。跌倒恐惧本身也会增加再次跌倒的风险，这形成了恶性循环。除了患者的躯体损伤与心理伤害外，跌倒还是一种"昂贵的不良事件"，从直接成本和间接成本来看，跌倒所致的治疗、护理费用给医保系统带来了沉重的负担。PD 患者跌倒相关骨折的平均费用，是普通老年人的 2 倍以上，而髋部骨折的费用更是增加到普通老年人的 3 倍，这可能与 PD 患者随着疾病进展，日益增加的基础药物支出和广泛的合并症有关。

三、引发帕金森病患者跌倒的危险因素

（一）运动症状

行动迟缓、姿势平衡障碍、肌强直等典型的运动症状限制了患者的肢体灵活度，使身体面对突发状况的反应能力下降，是 PD 患者跌倒的直接原因。由于肌肉强直，患者容易出现身体前倾、脊柱侧弯等姿势异常，加之摆臂减少，患者行走过程中的步态变异性更高，维持步态协调与姿势稳定的能力较正常人明显下降，这些都增加了患者的跌倒风险。随着疾病进展，患者会出现冻结步态。许多研究发现，冻结步态是跌倒的重要危险因素。冻结步态主要表现为起步及转身困难，以及在行走过程中突然难以迈步，这也增加了患者在行走过程中的不稳定性，从而增加跌倒风险。

（二）非运动症状

除了运动症状以外，很多研究发现非运动症状在 PD 患者跌倒过程中的作用。直立性低血压是 PD 患者容易出现的自主神经功能症状，也是引起患者跌倒、晕厥的重要原因。部分 PD 患者疾病晚期会合并膀胱排空障碍，小便次数增多，夜间频繁如厕也增加了跌倒风险。认知功能障碍也是跌倒的危险因素，这可能与患者的注意力、执行力等额叶功能障碍有关。PD 患者常出现日间早醒、过度嗜睡、睡眠潜伏期延长、快动眼睡眠行为障碍等睡眠障碍，睡眠障碍也会增加 PD 患者跌倒的风险。据统计，视幻觉存在于 27% ~ 50% 的 PD 患者中，随着疾病的进展，视幻觉表现得生动而具体，且常发生于夜间及光线不足的情况下，给患者带来了惊吓与恐惧，增加了 PD 患者意外跌倒的风险。情绪障碍在 PD 患者中也十分常见，通常表现为焦虑及抑郁情绪，严重影响患者及其家人的生活。PD 患者可能因跌倒产生跌倒恐惧，从而有意减少自主活动以避免跌倒，近年来许多研究证明，跌倒恐惧反而会增加跌倒风险。

（三）药物因素

镇静催眠药物如唑吡坦、佐匹克隆、右佐匹克隆和扎来普隆是老年人跌倒骨折的重要危险因素。PD 患者常合并睡眠障碍，这些药物的使用可能会使患者疲乏无力，或者在夜间起床时不慎跌倒。抗精神病类药物可能因为发挥外周肾上腺素受体阻滞作用，引起一过性血压下降，而左旋多巴类药物也可能会引起血压降低，加剧直立性低血压症状，这些都增加了患者的跌倒风险。另外，左旋多巴还会诱发异动症，使患者出现不自主重复性舞蹈样动作，也会引发跌倒。

（四）环境因素

尽管运动症状与非运动症状等内在因素是 PD 患者跌倒的主要原因，但环境因素也在

这一过程中起到了重要作用。即使是早期PD患者，也很难在不平坦的路面行走时保持平衡。普通老年人容易在户外跌倒，而PD患者更容易在室内跌倒。室内跌倒多发生于卧室、厨房、卫生间等场所，地面不平、照明不佳、门槛过高、没有室内厕所、缺少扶手，是室内跌倒常见的危险因素。室外跌倒具有单一性，很少重复发生，与室内相似，地面不平、湿滑、斜坡、存在障碍物等，是PD患者室外跌倒的常见原因。

四、帕金森病患者跌倒风险评估

（一）运动障碍评估

帕金森病统一——评分量表（UPDRS），评价量表第三部分评估患者的运动障碍程度。该部分是总表的运动部分，共14个项目，从震颤、肌强直、肢体灵活性及姿势步态等方面，全面系统地测评患者的运动功能。其中包括言语表达及面部表情（第18、19项）；头面部和四肢分别评定的静止性震颤（第20项）；左、右侧分别评定的手部动作性或姿势性震颤（第21项）；颈部及四肢分别评定的强直（第22项）；手指拍打试验（第23项）；双手快速伸掌握拳运动（第24项）；双手快速旋前旋后运动（第25项）；左、右侧分别评定的脚掌快速踏地运动（第26项）；从椅子上坐位起立动作（第27项）；姿势评估（第28项）；步态评估（第29项）；姿势稳定性评估（第30项）；躯体少动评估（第31项）。每个项目0～4分，总分0～108分，评分越高，意味着患者的运动症状越严重，跌倒风险越高。

（二）疾病严重程度

使用Hoehn&Yahr分期量表，评估患者的疾病进展程度。该量表分期范围为1～5期，共7个等级，等级越高，意味着疾病进展越严重。1期为仅单侧患病；1.5期为单肢患病，同时对侧可疑受累，或影响中轴肌肉；2期为双侧均患病，但不影响平衡；2.5期为双侧均患病，轻度影响平衡，但尚能自动纠正；3期为双侧均有症状，伴有姿势平衡障碍，难以自动纠正姿势；4期为严重残疾，勉强行走；5期为完全失去自主行走能力，长期卧床或依赖轮椅。疾病严重程度越高，潜在跌倒风险越高。

（三）日常生活能力评估

使用Barthel指数量表，评估患者在日常生活中照顾自己的能力。该量表包括10个项目，总分0～100分，分数越低，意味着活动能力及生活质量越差，存在跌倒风险越高。

五、帕金森病患者跌倒预防措施

及早识别患者存在的跌倒危险因素，进行个性化指导与干预，对于预防跌倒十分重要。

（一）运动疗法

1. 运动疗法有利于增强下肢力量，改善患者的平衡功能，如打太极拳、跳舞、做平衡反应练习等。

2. 太极拳被广泛推荐用于PD患者中，这种运动能使PD患者习惯于在缓慢的动作中保持平衡。

3. 非沉浸式虚拟现实设备，可以有效改善患者的静态及动态平衡功能，并减少跌倒事件。这些体育活动不但能增加患者的活动耐力、增强肌力，也能改善患者维持平衡的能力。另一方面，规律的体育训练还能增强平衡信心，减少跌倒恐惧，这对预防跌倒都是有益的。

（二）药物治疗

药物治疗很难直接减少跌倒发生率，但可以通过合理调整抗帕金森病药物的服药时间与剂量，延长"开期"时间，减轻患者的运动症状及异动症。

1. 对认知功能减退的患者，应尽早进行认知训练及药物干预，延缓认知障碍的进展速度。

2. 一些胆碱酯酶抑制剂可以降低 PD 患者的跌倒风险，但其有效性尚未得到广泛验证。

3. 存在直立性低血压的患者，在用药时应加强血压监测，避免血压过低或过高，并建议其使用弹力袜，嘱咐患者在起床前先缓慢静坐，不要直接起身。

（三）环境改变

环境中的危险因素，可能与 PD 患者的内在因素相互作用，共同导致跌倒。

1. 需消除环境中的安全隐患，增加社区中的无障碍基础设施，或进行家庭改造以降低跌倒风险，如安装扶手、增设光源、铺设防滑垫等。

2. 加强宣教，提高患者的安全意识，采取相对安全的方法进行日常活动，如使用床旁便器、穿防滑鞋、使用助行器等预防跌倒。

第九节 慢性阻塞性肺疾病与跌倒

慢性阻塞性肺疾病（chronic obstructive pulmonary disease，COPD），简称慢阻肺，是一种常见的以持续气流受限为特征的慢性呼吸系统疾病，具有高发病率、高致残率和高病死率的特点。

COPD 不仅是一种慢性呼吸系统疾病，还能引起其他系统的合并症，如骨骼肌功能障碍、心血管疾病、骨质疏松、肌少症和营养不良等。同时 COPD 老年人的平衡功能、活动能力和运动耐力受损已经被证实，是跌倒高发人群，预防跌倒的发生显得尤为重要。

一、跌倒相关因素

1. 平衡障碍是导致 COPD 老年人跌倒的主要因素 平衡功能是指保持身体在空间位置上的稳定性和定向性的能力，是人体维持所有姿势和活动的前提。平衡功能受损与神经肌肉功能、疾病和缺氧严重程度等因素有关。除了呼吸功能受限外，COPD 患者日常活动能力也受到了一定的限制，尤其是伴随疾病出现的骨骼肌肉失用性萎缩，大大增加了 COPD 老年人发生平衡障碍的风险。据文献报道，COPD 老年人平衡障碍发生率为 20.3% ～ 45.1%，可以看出平衡障碍是导致 COPD 老年人跌倒的主要因素。

2. 肌少症的发生是导致 COPD 老年人跌倒的重要因素 COPD 老年人因活动能力受限、长期缺乏运动、肌肉自然流失，导致维持平衡的肌肉数量和力量均下降，同时 COPD 老年人常存在营养不良，合并肌少症的 COPD 老年人可达 40%，会出现步态不稳、活动耐力下降等症状，是导致 COPD 老年人跌倒的重要因素。

3. COPD 老年人呼吸功能不良和相关药物应用是引起跌倒的间接因素 随着 COPD 老年人肺功能的下降，运动储备能力受到影响，活动时会出现呼吸困难，导致老年人倾向于不活动，从而逐渐出现肢体的失用，肌肉耐力下降，最终影响平衡功能而发生跌倒。

另外，COPD 老年人长期服用糖皮质激素等类药物，激素的过量使用可减少胃肠道对钙的吸收、增加骨组织对钙的排泄，是发生骨密度降低和骨质疏松的重要危险因素，易引起髋部骨折等严重的跌倒并发症，带来一系列严重后果，还可能导致致残率、致死率升高。

二、跌倒专科评估

COPD 老年人属于跌倒高发人群，只有进行全面的防跌倒测评，才能对 COPD 老年人实施有效的跌倒预防干预。

（一）一般医学评估内容

1.年龄　随着年龄的增长，COPD 老年人生理功能逐步衰退，跌倒的发生率随之增加。

2.生理功能　COPD 老年人生理功能随年龄增长逐步衰退，视觉障碍、听觉障碍、前庭功能紊乱、足部/踝部等躯体感觉异常，平衡能力下降，同时，由于反应能力下降，感觉到的信息就会简化、削弱，反应时间会延长，是跌倒的危险因素。

3.慢性疾病　COPD 老年人常合并多种慢性病，如冠心病、糖尿病、高血压、心力衰竭等，其中糖尿病低血糖反应、直立性低血压等均可导致老年人头晕、黑矇、晕厥、体力不支而跌倒，体质衰弱，日常活动功能受限（ADL、IADL 缺损），肌肉力量下降造成平衡障碍、关节活动障碍引起的步态异常等，都会增加跌倒风险。

4.多重用药　COPD 患者会服用各类处方药，如心血管系统用药、降糖药、抗高血压药、激素类药物等，据统计接受抗高血压治疗的老年人跌倒发生率是未接受治疗者的 2 倍。用药不规范及用药种类≥ 4 类，提示有跌倒风险。

5.并发症　随着病程进展，COPD 老年人会出现全身性炎症、低氧血症等症状。

（1）全身性炎症：全身性炎症是 COPD 老年人平衡受损的有效预测因子。尤其下肢肌力减弱与炎症有关，当反映全身性炎症的生物指标升高时，肌肉萎缩会变成一种严重并发症，是导致肌肉疲劳和肌肉耐力下降的因素。

（2）低氧血症：出现低氧血症时，较低的血红蛋白氧饱和水平，会使局部肌肉组织缺氧，出现肌肉萎缩和无力。同时，低氧血症对 COPD 老年人的静动态平衡有损害作用。

（二）躯体功能评估

老年人随着年龄增长，维持肌肉骨骼运动系统的生理功能均有所减退，造成步态的协调性、平衡的稳定性和肌力力量的下降，尤其下肢肌力减弱，显著增加了 COPD 患者的跌倒风险。

（三）精神心理评估

焦虑抑郁、害怕跌倒等心理因素可增加跌倒风险。

1.抑郁症　COPD 老年人患抑郁症的比例较高。研究指出，有严重抑郁症的 COPD 患者更容易跌倒，且有较高的死亡率，可能与服用抗抑郁类药物有关。

2.害怕跌倒　害怕跌倒与较差的心理状态相关，害怕跌倒可能是复杂的心理障碍的一部分。通过评估对跌倒的恐惧可以预测跌倒的风险。研究指出，COPD 老年人相比健康人群害怕跌倒的概率增加。有无跌倒史的患者都会出现害怕跌倒的心理，尤其出现在有跌倒史的患者。另有研究发现害怕跌倒与抑郁症有关。

（四）环境评估内容

除自身因素外，老年人所生活的环境是其跌倒的首位原因，30% ~ 50% 的跌倒是由环境因素所致。COPD 老年人依赖于居家环境，老年人与生活环境的关系是决定健康老龄化及老年人福祉的主要因素，不良的环境因素是诱发老年人跌倒的常见原因。常见的环境风险因素有 3 类：一是居家及周围设施；二是居家地面和家具；三是居家环境的改变，因此，尤其应注意老年人居家环境的评估，建议使用居家危险因素评估工具（home fall hazards assessments，HFHA）。

（五）社会支持评估内容

COPD 老年人跌倒也受外界环境和经济能力等社会因素的影响，例如：较差的生活条件、不当的照护、不安全的生活环境及缺少社会支持，都是跌倒高风险的社会因素。研究表明，通过社会对此的重视支持和环境器械的改造，可以减少跌倒的发生。因此，也应注意老年社会功能评估。社会行为能力评估常选用以下工具：

1. 照护者负担量表（Zarit caregiver burden interview，ZBI）。

2. 社会支持量表（social support rating scale，SSRS）。

（六）其他

吸烟史、跌倒史、是否有辅助器械和氧供应情况也会间接影响 COPD 患者跌倒。建议使用 COPD 患者自我评估测试问卷。

三、跌倒预防

经过对 COPD 老年人跌倒风险的系统性评估，我们将跌倒干预措施分为生物因素、心理调适和社会因素 3 个方面。

1. 生物因素

（1）改善平衡功能：平衡功能的锻炼要遵循科学的方法，由易到难，循序渐进，需由专业人员制订相应运动方案，坚持锻炼。平衡功能障碍在 COPD 患者中发生率较高，且严重影响患者的生活质量和预期寿命。平衡功能障碍的出现是疾病和老化双重因素作用下的必然结果，但是可以通过干预措施来减轻或延缓。

（2）纠正缺氧：活动后出现低氧血症和呼吸困难，与 COPD 患者的平衡功能障碍和跌倒有关。缺氧是 COPD 患者的通病，呼吸困难导致呼吸肌耗氧增加，会导致 COPD 患者很难进行户外活动，骨骼肌趋向萎缩；同时日晒减少，体内维生素 D 合成减少，也会影响骨钙的吸收。

长期家庭氧疗可以有效缓解低氧血症症状、预防骨质疏松的发生，建议 COPD 患者在家中常备制氧机，进行家庭氧疗。

（3）肺康复：肺康复定义为基于全面评估患者并制订个体化治疗的综合干预措施，包括但不限于运动训练、教育和行为改变，旨在提高 COPD 老年人的生理心理状态，促进健康行为的长期坚持。肺康复是改善呼吸困难、健康状况和提高运动耐力的最有效策略，也可提高生活质量，改善老年人焦虑、抑郁等相关症状。肺康复方案最好持续 6 ~ 8 周，推荐每周进行两次指导下的运动训练，包括耐力训练、间歇训练、抗阻 / 力量训练。此外，还包括合理膳食、营养均衡、心理平衡。

（4）用药护理：嘱COPD老年人遵医嘱服用各类处方药，并定期到医院复查，注意观察药物疗效及不良反应，便于医师及时调整治疗方案。

2. 心理调适 COPD老年人因长期患病，生活质量下降，社会活动减少等因素，易导致焦虑、抑郁、睡眠障碍等症状。医护人员应帮助老年人消除导致焦虑的原因，与家属相互协作，鼓励老年人参加各种团体活动，发展个人社交网络。情绪的改变和社交活动的增加，可有效改善睡眠质量及不良情绪，改善不适症状。

3. 社会因素 评估家庭成员及社会对老年人的照顾能力和支持，以及经济状况。可联合社区，对照护者及其家属进行健康教育，以获得良好的家庭社会支持，有助于落实COPD老年人防跌倒的健康生活方式和用药。

综上所述，COPD老年人的跌倒受多种因素的影响，且各因素之间也存在关联，有效评估COPD老年人跌倒的各类风险因素，可以在评价和制订康复目标时实施针对性措施，以降低和预防跌倒发生风险。

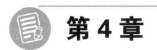 **第4章** 心理与跌倒

第一节 导致跌倒的心理因素

一、概述

跌倒是老年人常见健康问题之一，每年有50%的65岁及以上老年人发生跌倒，跌倒会导致老年人受伤、身体功能受损（如平衡不良）、心理功能障碍（如抑郁）及健康状况恶化和生活质量下降。事实上，许多跌倒可通过处理相关危险因素来预防，这些危险因素包括：健康状况，如直立性低血压、药物使用、饮酒过度；内在能力，如机体功能、认知功能下降及感官功能障碍等；环境设施，如地板潮湿、灯光昏暗、楼梯设计不合理、辅助设备使用不当、鞋子不合脚等。根据2017年WHO发布的老年人综合护理（integrated caring for older people，ICPE）指南，生理和心理功能下降是导致老年人跌倒的重要影响因素。但导致老年人跌倒的原因比较复杂，绝大多数跌倒都是多维因素相互作用的结果。由于跌倒相关心理因素和日常生活活动能力功能障碍、活动回避之间存在明确相关性，影响老年人跌倒的相关心理因素应引起更多的关注。

二、影响跌倒的主要心理因素

1.焦虑抑郁　由于社会地位、家庭关系、文化程度的改变和影响，在日常生活中，大部分老年人都会经历丧偶、分居、离退休、患病等阶段，可能会导致老年人产生不良情绪或心理问题，如沮丧、抑郁、焦虑甚至社会隔离，均可能增加跌倒的风险。由于老年人大脑的老化，控制、适应能力逐渐减弱，故他们更易受外在不良刺激而引起心理失调。在老年人跌倒的内在因素中，除了年龄、性别及慢性病史等危险因素外，还包括焦虑、抑郁等精神心理因素。抑郁症与老年人功能衰退、认知功能障碍、生活质量下降、丧失独立性甚至自杀等不良事件的发生密切相关。有研究表明，患有抑郁症的老年人，可能引起身体功能下降，导致跌倒发生的可能性增加。

中国科学院心理研究所最新研究发现，我国老年人的负性情绪增多，并且这种情况日趋严重，近40%的城市老年人存在抑郁情绪问题。而抑郁与身体功能下降、日常生活能力下降及患慢性病等有关，老年女性的抑郁状态，还与过去一年有无跌倒经历有关。研究证实，抑郁症会使跌倒的风险提高2倍以上。对研究对象进行混杂因素（抗精神病药物的服用等）调整后，跌倒的危险度明显增加。抑郁、焦虑情绪会直接影响老年人的姿势控制和对周围环境的注意力，从而增加跌倒的发生率。老年患者的抑郁相关症状包括认知障碍、步态缓

慢、平衡不良、反应时间增加和虚弱；典型的抑郁发作症状，如精神运动性抑制、步态缓慢、思维缓慢和易疲劳等症状，都会导致老年人发生跌倒。同时负性情绪的堆积加上机体不可逆的衰弱状况，会造成老年人出现生理功能下降和抗应激能力减弱，防跌倒措施依从性较差，较健康老年人更容易发生跌倒意外。

2. 跌倒恐惧　跌倒恐惧（fear of falling，FOF）又称害怕跌倒，是指在进行活动时，为了避免跌倒而出现的自我效能或信心降低。跌倒恐惧会使老年人跌倒发生率增加，引起活动受限、生活质量下降、住院率和病死率升高等不良后果。跌倒史易造成老年人对跌倒产生恐惧，进而导致下次跌倒的发生。跌倒恐惧在老年人中普遍存在，过高的跌倒恐惧水平，会造成老年人对日常活动缺乏信心，导致其生活质量下降，长期处于焦虑、抑郁等负性情绪中。而且随着年龄的增长，老年人常因体质虚弱，合并多种疾病，身体功能逐渐减退，引起平衡能力下降、下肢肌力减退、视力减弱等表现。应激状态时，机体反应性和灵敏性降低，维持平衡的能力减弱，造成不良事件的易感性增加，进而担心因活动而引发的跌倒事件，从而加重跌倒恐惧。

研究表明，63.3%的老年人有轻度跌倒恐惧，22.7%的老年人有中度跌倒恐惧，3.4%的老年人有重度跌倒恐惧。过去一年内有跌倒史者，发生害怕跌倒的可能性是无跌倒史者的4.4倍。有跌倒经历的老年人常因回想起跌倒的负面影响而减少日常活动，进而使其活动受限导致跌倒恐惧的发生，以致形成恶性循环。女性跌倒恐惧发生率比男性要高，且经历过严重跌倒损伤的老年女性易高发跌倒恐惧与活动受限。其原因有可能是老年女性肌肉力量较弱，行走时脚步移动反应时间较老年男性长，造成老年女性易发生跌倒，导致跌倒恐惧程度更深。有研究发现，与有配偶的老年人相比，丧偶老年人跌倒恐惧程度更高。原因可能是空巢及丧偶老年人家中无照顾者支持，缺乏跌倒的应对策略。

而针对合并高血压、糖尿病、脑卒中等疾病的老年人来说，他们更易发生跌倒恐惧。老年高血压人群常因疾病因素需服用抗高血压药物，会担心调整药物时血压控制不好，增加跌倒风险，使老年人跌倒恐惧程度加深。老年糖尿病患者因中枢和周围神经及视网膜病变等原因，易出现平衡及移动障碍，跌倒发生风险较大，易产生跌倒恐惧心理。同时他们服用的部分药物可使意识、精神、视觉、步态、平衡等方面出现异常而引发跌倒。老年人由于疾病因素需长期服用多种药物，多重用药会引起运动及神经系统功能改变，使跌倒风险增加，加重跌倒恐惧。通常，老年人除了对跌倒本身感到害怕外，还会对跌倒后不能站起来，或跌倒后不能独立生活表示担忧。

3. 睡眠障碍　睡眠障碍指在睡眠 - 觉醒过程中所表现出来的各种功能障碍。常见的睡眠障碍主要包括四大类：睡眠的发动与维持困难（失眠）、白天过度睡眠（嗜睡）、24 小时睡眠觉醒周期紊乱（睡眠 - 觉醒节律障碍）、睡眠中的异常活动和行为（睡行症、夜惊、梦魇）。约50%的老年人受过睡眠问题的困扰。睡眠障碍与老年人的跌倒风险息息相关，也是引起跌倒的一个重要危险因素。

老年人由于年龄的增长，身体功能下降，导致入睡困难、易醒。其中睡眠不足主要与脑白质病变有关，由于失眠和睡眠质量差而导致老年人睡眠时间缩短，可能导致身体表现不佳、骨骼肌减少，平衡能力逐渐下降，出现行走困难等情况，同时，睡眠障碍会降低认知功能，使老年人出现反应迟缓等情况，导致跌倒的发生。同时约15%的 60 岁及以上老年人会出现白天嗜睡的情况，在老年人群中，白天嗜睡是导致其跌倒的一个重要危险因素。部分老年人会服用一些镇静催眠药协助入睡或提高睡眠质量，镇静催眠药物的不合理使用会导致眩晕、精神运动障碍、失去平衡，次日药物残余效应等问题，使老年人的注意力与反应能力进一步下降，在日常活动中突遇障碍物时，无法及时发现并躲避障碍物，从而导致跌倒的发生。部分助眠药物还可能引起下肢乏力，同时由于老年人对药物的敏感性和耐受性下降，易产生头晕眼花、意识混乱、反应迟钝等不良反应，导致老年人步态不稳和平衡功能异常，增加跌倒风险。

睡眠呼吸障碍(sleep disordered breathing, SDB)是睡眠期间反复出现呼吸暂停或低通气，这种状况会导致老年人出现低氧血症或高碳酸血症，睡眠中断会进一步影响老年人的意识情况，增加老年人的跌倒风险。夜间睡眠减弱与白天功能障碍有关，如执行功能、警惕性、警觉性、精细运动协调差及心理障碍等，这可能是导致跌倒发生率增加的原因之一。

第二节 跌倒的心理评估

一、概述

焦虑、沮丧及害怕跌倒的心理状态都增加了跌倒的发生风险，对老年人的跌倒心理评估具有积极意义。跌倒的心理评估包括跌倒恐惧的评估、跌倒效能或平衡信心的测量。由于跌倒恐惧与跌倒效能、平衡信心相关概念的区分不够清晰，因此也给测量及其应用研究人员带来了困惑。从概念上，通过评估对跌倒的恐惧焦虑，来关注跌倒心理问题，有两种不同的方法定义和测量跌倒心理。一种是使用单项问题："您害怕／担心跌倒吗?"；另一种是用量表测量。跌倒心理评估量表通过评估老年人跌倒相关的心理因素，如恐惧、焦虑、自信等，来预测老年人跌倒事件的发生，有助于根据评估结果，有针对性地指导老年人消除不良心理因素，减少跌倒事件的发生。

二、跌倒的心理评估量表

1. 国际跌倒效能量表（the falls efficacy scale-international，FES-I）   FES-I 是由 Yardley 等于 2005 年修订跌倒效能量表（falls efficacy scale，FES）形成的。该量表共 16 个条目，包含室内及室外活动两个方面，采用 Likert 4 级评分法，每个条目 1～4 分，总分 16～64 分，得分越高，跌倒恐惧程度越高（表 4-1）。该量表适用于评估社区老年人的跌倒恐惧及其严重程度，对于跌倒恐惧程度较低的人群敏感性较高。FES-I 弥补了 FES 缺少室外活动维度测评的缺陷，其 Cronbach α 系数为 0.96，已被广泛应用和验证。郭启云等汉化 FES-I 并在我国社区老年人群中进行信效度检验，Cronbach α 系数为 0.92。Kempen 等于 2008 年从 FES-I 的 16 条目中选取 7 个条目（穿脱衣服、洗澡、沐浴、从椅子上站起来或坐下、上下楼梯、拿高过头顶／捡地上的东西、上下斜坡、出去参加活动，如去活动中心、亲友聚会）组成简明国际跌倒效能量表（short falls efficacy scale international，Short FES-I），评分方法同原量表，与 FES-I 的相关性为 0.97，Short FES-I 的 Cronbach α 系数为 0.98。

表 4-1 国际跌倒效能量表

以下每项活动，请想若要是您做这个活动的时候，关注自己会因此跌倒的程度。若是说您现在没有在做这项活动（如有人帮您买菜），请想象您若是现在要您做这项活动，关注跌倒的程度	请选最符合自身情况的选项			
	1	2	3	4
1. 家居清洁				
2. 穿脱衣服				
3. 煮饭				
4. 洗澡、淋浴				
5. 买东西、购物				
6. 从椅子上站起来 / 坐下				
7. 上 / 下楼梯				
8. 在家附近行走				
9. 拿高过头顶 / 捡地上的东西				
10. 赶接电话				
11. 走在湿滑的地面上				
12. 拜访亲友				
13. 在人很挤的地方走				
14. 走在崎岖不平的路上（如保养不善没砌之路面）				
15. 上 / 下斜坡				
16. 出去参加活动，如去活动中心、家庭聚会				

2. 图像版跌倒效能量表（iconographical falls efficacy scale，Icon-FES） Icon-FES 由 Delbaere 等于 2011 年编制。黄蓉蓉等在我国社区老年人中进行跨文化调适修订，形成中文版 Icon-FES，共 30 个条目，总分为 30 ～ 120 分，包括了更多需要的活动以及涉及社会性和跌倒风险的广泛活动，如在拥挤的人群中行走、拜访亲友、横过马路、下斜坡等活动场景，尤其适用于日常活动能力水平较高的老年人（图 4-1）。原作者从 Icon-FES 30 个条目中选取 10 个条目组成简短版 Icon-FES（图 4-2），适用于大样本量快速筛查。采用表情图标评分，条目评分为 1 ～ 4 分，1 分 = "一点儿也不担心"，2 分 = "有些担心"，3 分 = "相当担心"，4 分 = "非常担心"，总分为 10 ～ 40 分。简短版 Icon-FES 具有与 30 个条目 Icon-FES 相似的心理测量属性。Icon-FES 通过使用文字结合图片形式提供更完整的环境背景，描述一系列日常生活活动，评估跌倒恐惧，简单易懂，填写所需时间较短，适用于包括文化水平较低和认知功能障碍人群在内的广泛人群，具有良好的心理测量特性，其 Cronbach α 系数为 0.902。

图像版
跌倒效能量表

Icon-FES

Kim Delbaere
Stuart T Smith
Stephen R Lord
研制

Neuroscience
Research Australia
Discover. Conquer. Cure.

"请仔细查看每张照片，并试着想象自己正在进行这项活动。"

如果您目前没有进行活动（例如，假设有人为您购物），请回答，说明您是否认为您在进行活动时会担心跌倒。

想象一下，您正在使用正常的助行器。

"我们想知道您在进行以下任何活动时对发生跌倒的担心程度，如图所示。对于以下每项活动，请显示最接近您自己意见的担心程度，以表明您在进行此活动时可能会感到担心。"

"根据以下级别（见量表）：一点儿也不担心，有些担心，相当担心，非常担心。"

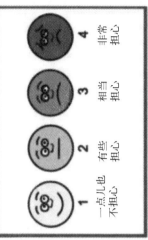

4 非常担心

3 相当担心

2 有些担心

1 一点儿也不担心

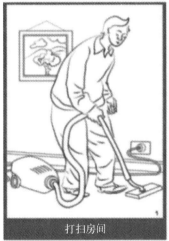

打扫房间

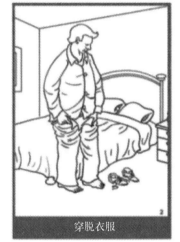

穿脱衣服

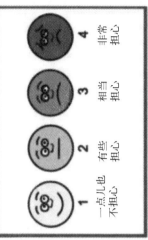

准备简单的饭菜

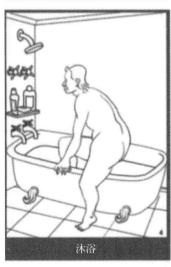

沐浴

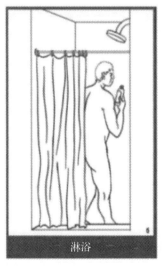

淋浴

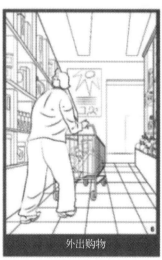

外出购物

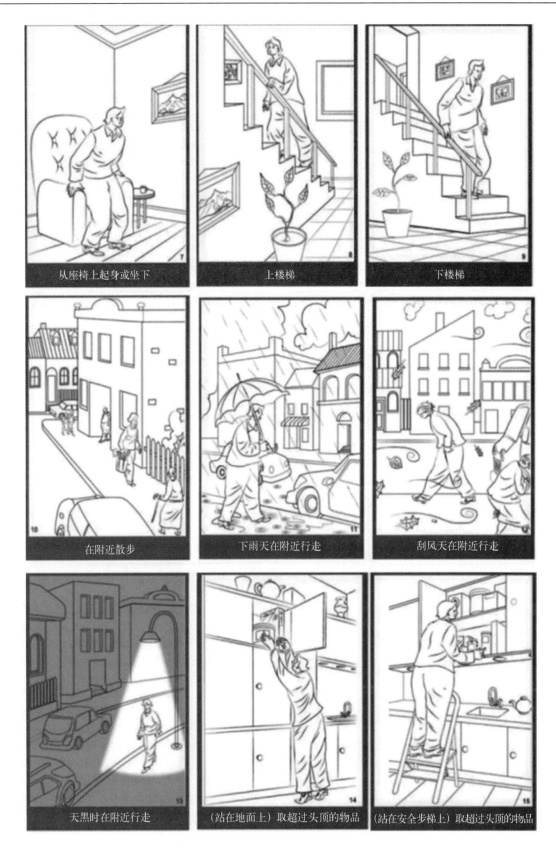

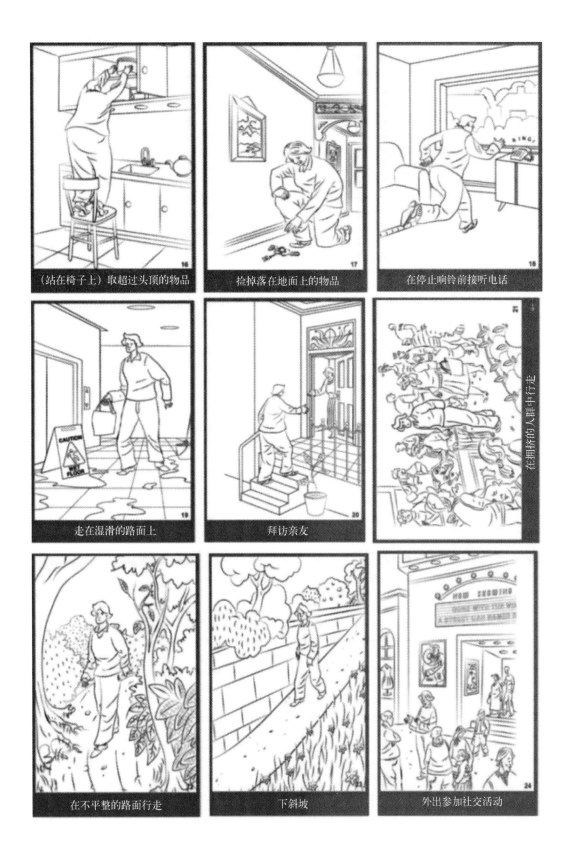

（站在椅子上）取超过头顶的物品

捡掉落在地面上的物品

在停止响铃前接听电话

走在湿滑的路面上

拜访亲友

在拥挤的人群中行走

在不平整的路面行走

下斜坡

外出参加社交活动

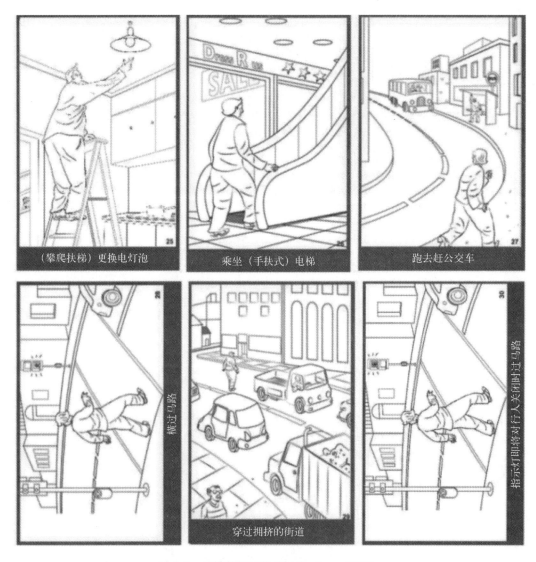

图 4-1　图像版跌倒效能量表（Icon-FES）

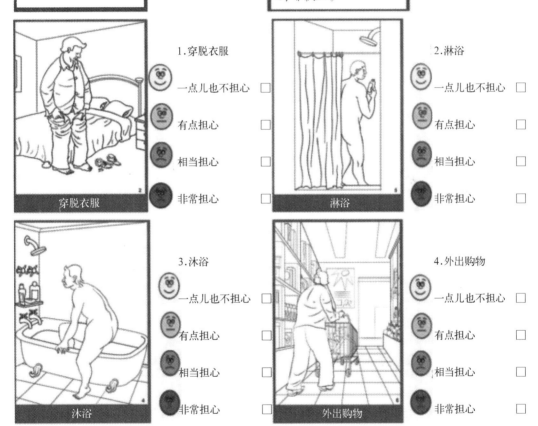

简短版图像版
跌倒效能量表

适用于居家
老年人

"请仔细查看每张照片，并试着想象自己正在进行这项活动。"

如果您目前没有进行活动（例如，假设有人为您购物），请回答，说明您是否认为您在进行活动时会担心跌倒。

想象一下，您正在使用正常的助行器。

"我们想知道您在进行以下任何活动时对发生跌倒的担心程度，如图所示。对于以下每项活动，请显示最接近您自己意见的担心程度，以表明您在进行此活动时可能会感到担心。"

"根据以下级别（见量表）：一点也不担心，有些担心，相当担心，非常担心。"

1.穿脱衣服

一点儿也不担心 □
有点担心 □
相当担心 □
非常担心 □

穿脱衣服

2.淋浴

一点儿也不担心 □
有点担心 □
相当担心 □
非常担心 □

淋浴

3.沐浴

一点儿也不担心 □
有点担心 □
相当担心 □
非常担心 □

沐浴

4.外出购物

一点儿也不担心 □
有点担心 □
相当担心 □
非常担心 □

外出购物

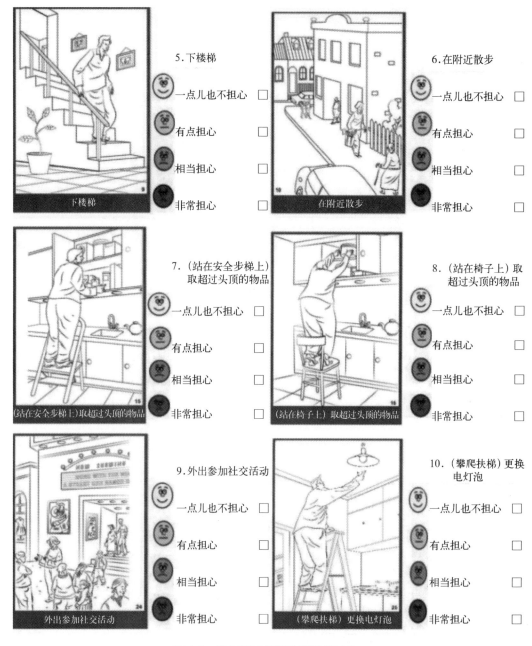

图 4-2　简短版图像版跌倒效能量表

3. 修订版老年人活动与害怕跌倒量表（the survey of activities and fear of falling in the elderly，SAFFE）　修订版 SAFFE 是由英国南安普敦大学心理学院 Lucy Yardley 博士等于 2002 年在美国 Lanehman 等 1998 年研制出的原版老年人活动与害怕跌倒量表（the survey of activities and fear of falling in the elderly，SAFFE）的基础上进一步修订而成的（表 4-2）。该量表有 3 个维度，17 个条目，每个条目采用 3 级评分法。1 分：从不避免；2 分：有时避免；3 分：总是避免。得分越高，提示害怕跌倒的程度越大。该量表是测量老年人关于活动锻炼和社会活动的信息，是用于区分老年人害怕跌倒及活动受限的程度，代表了日常生活活动能力（ADL）和工具性日常生活活动能力（IADL）、运动能力、社会活动能力。该量表内容简单，容易理解，便于回答，在英国广泛使用，结果显示信效度较好。国内学者郭启云等汉化后，在医院和社区老年人群中使用，对其信效度进行测试和分析，结果显示 Cronbach α 系数为 0.940，Guttman 分半信度系数为 0.906，重测信度系数为 0.811。修订版 SAFFE 内容简洁、涵盖广、方法简单，对老年人适用性强。

表 4-2　修订版老年人活动与害怕跌倒量表

	从不避免	有时避免	总是避免
日常活动能力和工具性日常活动能力维度：			
1. 步行去商店			
2. 打扫房间			
3. 准备简单的饭菜			
4. 洗澡			
5. 淋浴			
6. 去看医生			
运动能力维度：			
7. 散步			
8. 路滑时外出			
9. 上下楼梯			
10. 在室内走动			
11. 步行 1km			
12. 弯腰捡东西			
13. 乘坐公共交通工具			
14. 举高过头顶的东西			
社会活动能力维度：			
15. 拜访亲友			
16. 去人多的地方			
17. 参加社会活动或聚会			

4. 修订版跌倒效能量表（the modified falls efficacy scale，mFES）　mFES 是由 Hill 等在 FES 的基础上进一步修订而成的，用于评估老年人的跌倒效能。郝燕萍等将其汉化，并在有跌倒史和无跌倒史老年人中测试（表 4-3）。该量表由 14 个条目组成，包含 9 个室内活动条目及 5 个室外活动条目，每个条目评分为 0 ～ 10 分，0 分表示没有信心，5 分表示有一定信心，10 分表示有充足信心。各条目平均分为最后得分。得分越高表示个体在活动中不跌倒的信心越高。mFES 的 Cronbach α 系数为 0.95，中文版 mFES 的 Cronbach α 系数为 0.977 4，内容效度为 0.637 ～ 0.926。

表 4-3 修订版跌倒效能量表

0 分表示没有信心，5 分表示有一定信心，10 分表示有充足信心	0	1	2	3	4	5	6	7	8	9	10
1. 更衣											
2. 准备简单的饭菜											
3. 沐浴											
4. 从椅子上起落											
5. 上下床											
6. 应门或接电话											
7. 在房间内走动											
8. 到橱柜或抽屉里拿东西											
9. 做轻体力家务											
10. 简单的购物											
11. 使用公共交通工具											
12. 过马路											
13. 做轻体力园艺或晾晒衣服											
14. 上下台阶											

5. 特异性活动平衡信心量表（activities-specific balance confidence scale，ABC）ABC 由 Powell 等于 1995 年制订，由管强等修订为中文版（表 4-4）。ABC 用于测量老年人对于日常基本活动及要求较高的活动的平衡信心，如上下楼梯、在拥挤的商场中行走等，共 16 个条目，测量对室内和室外功能活动的评分从 0（无信心）到 100%（完全有信心），每 10% 为 1 个等级，代表他们对保持平衡的主观信心程度，ABC 总分越高，表明平衡信心越强。中文版 ABC 的 Cronbach α 系数为 0.95，具有良好的信效度，已用于健康老年人和老年慢性病患者。

表 4-4 特异性活动平衡信心量表

通过目测类比法给自己在每一个环境下的平衡信心打分	10%	20%	30%	40%	50%	60%	70%	80%	90%	100%
1. 在房间里散步										
2. 上下楼梯										
3. 弯腰从地上捡起一双鞋子										
4. 在与我一样高的架子上拿东西										
5. 踮起脚，在比我高的地方拿东西										

续表

通过目测类比法给自己在每一个环境下的平衡信心打分	10%	20%	30%	40%	50%	60%	70%	80%	90%	100%
6. 站在凳子上拿东西										
7. 扫地										
8. 外出搭乘出租车										
9. 上下公交车										
10. 穿过停车场去商场										
11. 走上或走下短的斜坡										
12. 一个人到拥挤的商场去,周围的人走得很快										
13. 在拥挤的商场里,被人撞了一下										
14. 握紧扶手,上下自动扶梯										
15. 手里拿着东西,不能握住扶手,上下自动扶梯										
16. 在结了冰的路面上行走										

第三节　跌倒后综合征——跌倒恐惧

一、概述

跌倒作为常见意外伤害之一,除对身体造成损害外,还可导致不同程度的心理障碍。跌倒后 5%～15% 会造成脑部损伤、软组织损伤、骨折、脱臼等并发症;跌倒同时还会给老年人带来不同程度的心理创伤和心理障碍,表现为跌倒恐惧,称之为跌倒后综合征。

1989 年,Tinetti 等首次提出"跌倒恐惧"(FOF)一词,又称害怕跌倒,是指个体在进行某些活动时为避免跌倒,出现的自我效能或信心降低,老年人群尤为常见。FOF 一方面会降低老年脑卒中患者活动的效能信心致跌倒频发,另一方面 FOF 导致的减少或害怕活动使老年人社交孤立、社会认同受到损害,更易产生焦虑、抑郁情绪。研究显示,43.15% 的老年人会因为跌倒恐惧而减少活动。对跌倒的恐惧虽然可以促使老年人采取适当的行为避免跌倒,但是过度的 FOF 反而会引起老年人跌倒,并且还会导致老年人活动受限及躯体功能下降、焦虑、抑郁和生活质量下降。无论是否发生过跌倒,都存在对跌倒的恐惧,而且这种恐惧可能比跌倒本身造成的后果更加严重。

二、老年人跌倒恐惧

1. **跌倒恐惧的概念**　跌倒是老年人常见的意外事件,极大地影响了老年人的生活质量,阻碍了健康老龄化进程。人们普遍关注跌倒事件给个体带来的机体功能的影响和不良后果，而较少关注跌倒相关心理问题（fall-related psychological concerns，FrPCs）。跌倒除了会损伤身体健康外，还会影响患者的情绪，导致患者对日常活动产生一种恐慌甚至抗拒心理。

　　Tideiksaar 和 Kay 于 1986 年提出跌倒恐惧症的概念，指一个人因恐惧跌倒而导致他不敢进行任何可能跌倒的活动，若尝试去做这些活动，则可能出现惊慌失措、焦虑、眩晕、心悸等症状。老年人一旦经历过跌倒，除了造成机体伤害外，还会使老年人出现心理恐惧，从而自行减少各种活动机会，减少外出与人交往，导致自我行动能力降低。其结果不但会加速老年人生理功能的退化，更造成其社交范围减缩，对老年人的生理、心理和社会功能均造成严重影响。一个人因恐惧跌倒而导致不敢进行任何可能会跌倒的活动，若尝试做这些活动则可能会出现焦虑、眩晕、心悸等症状。跌倒恐惧即害怕跌倒，是一种对跌倒的持续关注，导致一个人避免进行日常生活中的一项或多项活动。这种持续的感觉与日常生活活动中跌倒的风险有关，在老年人中是一个较为普遍和严重的问题。通常，老年人除了对跌倒本身感到害怕外，还会对跌倒后不能站起来或跌倒后不能独立生活表示担忧。由于这种内在的恐惧或过度的担忧，造成老年人的回避行为，并增加了他们的焦虑。焦虑和认知需求的增加，导致不适性恐惧反应加剧，进一步引起老年人活动限制，影响老年人参与社会活动。

　　2. 老年人跌倒恐惧的现状　跌倒恐惧普遍存在于老年人中。有研究显示，跌倒后产生跌倒恐惧的概率是 50% ～ 60%，其中又有 25% ～ 33% 的老年人因害怕跌倒而妨碍了日常生活活动。害怕跌倒不仅是跌倒后附带的结果，根据国外研究结果，没有跌倒史的社区老年人，有 12% ～ 65% 会产生跌倒恐惧，有跌倒史的老年人比例则更高，为 29% ～ 92%。对于居住在照顾机构和养老院的身体衰弱或行走障碍的老年人来说，跌倒恐惧心理发生概率更高。

　　3. 老年人跌倒恐惧的影响因素　老年人跌倒恐惧是多因素相互作用的结果，其发生率与影响因素密切相关。影响老年人跌倒恐惧的因素可分为健康状况、认知行为、环境因素。

　　（1）健康状况：老年人内稳态失衡、昼夜生物节律失调、敏感胆怯的个性、倔强强迫的性格等因素是跌倒恐惧的易感因素。研究显示，增龄、疾病、体弱、步速下降、步态改变是影响老年人跌倒恐惧的重要因素。躯体疾病可视为老年患者跌倒恐惧的诱发因素，如脑血管病、骨骼关节疾病、糖尿病、高血压等极易导致平衡失调、肌力下降、视物模糊、焦虑等。对有跌倒史或害怕跌倒的 1776 例 75 岁及以上老年人进行筛查，有 84% 的老年人会因为平衡和步态不稳等问题而害怕跌倒。

　　（2）认知行为：有些老年人个性倔强，凡事都要亲力亲为。有些老年人因过分惧怕跌倒，不愿多做活动，使其活动能力下降。另有研究表明，照护者的防跌倒意识也较低，能主动提醒患者预防跌倒的仅有 46.6%。患者及其家属对跌倒的认知不足、消极的应对情绪及缺乏有效的护理干预策略等是产生跌倒恐惧的重要因素。

　　（3）环境因素：环境因素是造成老年人跌倒的重要原因，也是跌倒恐惧的诱发因素。研究显示，65 岁及以上老年人中发生跌倒的 51% 与环境因素有关，发生跌倒的场所主要为厕所、床旁、走廊等。同时，昏暗的灯光、不平坦或湿滑的地板均是跌倒的高危因素。生活环境是否宽敞、床的高度、卫生间的位置和照明条件是产生跌倒恐惧的影响因素。陌生的医院环境及复杂的社会环境,增加了老年人从事日常活动的心理压力,害怕在做某项活动时不慎跌倒而受伤,加重家人负担,致使跌倒恐惧增高。

三、老年人跌倒恐惧的干预方式

1. 运动干预——奥塔戈运动　运动锻炼是一种有效降低老年人跌倒恐惧的手段,增加老年人的肌力和平衡力,可以较大程度地满足安全需求,缓解跌倒恐惧心理。奥塔戈运动项目(Otago exercise programme,OEP)是新西兰奥塔戈医学院 Campbell 等于 1997 年为预防老年人跌倒而设计的个体化肌力和平衡力锻炼项目。在国外该项目的应用十分广泛,且取得了较好的效果。奥塔戈运动的目的是尽可能避免老年患者发生跌倒,在进行运动锻炼前,首先对患者进行肢体功能评估,制订个性化运动方案,训练内容符合患者锻炼需求,循序渐进,能够增强患者锻炼的信心,并且对运动的情况进行监督和指导,从而保证运动的持续性和有效性,全方位帮助老年人进行康复锻炼。该运动项目通常居家开展。该方案包括两部分内容:第一部分包括热身运动、肌力锻炼和平衡力锻炼;第二部分为步行运动,每次 30 分钟,每周 2～3 次。有研究证明,OEP 项目自产生以来已经形成了完善的训练模式,其依从性高,不良反应少,能够改善老年患者的肢体功能,帮助其增强运动信心,降低患者的跌倒恐惧度,值得在老年人群体中推广。

2. 心理干预　跌倒恐惧的心理干预能降低焦虑,增加早期康复训练的积极性。轻松愉悦的心态有助于摆脱消极情绪,使大脑皮质处于兴奋状态,更有利于自身神经系统的调节,促使运动神经元充分调动肌纤维,有益于神经调节功能和肌力两个方面的恢复,增加康复训练的信心和活动能力。主要措施有:①沟通交流,答疑解问,取得患者信任;②评估对象,根据实际情况,制订防跌技能培训计划,其中包括识别警示功能,重视平衡功能训练及加强活动能力培养;③重视心理疏导,改善和消除跌倒恐惧的负面影响,增强参与训练的主动性;④激励疗法,通过多表扬、多鼓励,激发其内在动力。跌倒恐惧本身是一种特殊的焦虑形式,适时适度的心理干预能够减轻患者的恐惧心理,激发其改变现状的动机和潜能,消除或缓解其心理障碍,调动其活动锻炼的积极性,增强其康复信心。

总之,随着我国人口老龄化进展,正确评估跌倒恐惧并预测跌倒发生风险、识别跌倒的高危人群,并尽早给予干预措施,对预防跌倒、提高人民的健康寿命和生活质量有着重要的意义。积极组织老年人参加锻炼和社会活动、尽早发现和识别高危人群进行干预、防治慢性病将有助于预防跌倒恐惧。

第四节　跌倒的心理护理

一、概述

跌倒是老年人常见不良事件。跌倒对老年人的身体产生严重伤害的同时,也给心理上带来负面影响。研究表明,48.2% 的老年人因跌倒产生恐惧心理,跌倒恐惧是指个体因害怕跌倒,而导致其在进行基础日常活动时的自我效能降低或信心下降,直接影响患者的康复信心及依从性,常表现为抵触、恐惧、担心自身受到伤害,害怕再次跌倒而严重缺乏安全感，往往会限制自身活动，表现为运动依从性低、体力活动水平下降、社会活动减少，甚至长期卧床不起。

这种消极的心态，使本来就活动不足的老年人又增加了一层危险因素，由于一些失能老年人过于害怕跌倒，且伴随着身体、社会等多方面的损害，可能形成不同程度的抑郁情绪，造成心理疾病。存在心理问题的老年人，往往伴随认知障碍、行走速度慢、反应迟缓和缺乏力量等，上述也是引起跌倒的危险因素。心理问题有时还会触发强烈的情绪反应，使得老年人容易精神恍惚或失去平衡从而发生跌倒。因此，对伴有跌倒恐惧心理的老年人，除加强肌力和平衡功能的锻炼外，心理、精神方面的支持更为重要。针对跌倒后出现恐惧心理的老年人进行心理护理，应帮助其分析恐惧原因，共同制订针对性措施，以减轻或消除其恐惧心理。

二、认知行为干预

认知行为疗法强调建立习惯性的行为模式，其核心要素是通过认知重建技术来改变不良信念，并引导适应行为的改变。认知行为干预在减少老年人跌倒恐惧方面的益处已在多项研究中得到证实，但在不同的研究中，认知行为干预在组织形式、持续时间、多学科团队成员背景等方面存在差异。其中，团体认知行为治疗可达到更好的效果。认知行为干预着重于消除可能会导致或加重患者主观平衡信心受损和恐惧回避行为的因素，目的是提高患者对跌倒的自我效能感和对跌倒的控制感，降低对风险的感知，并帮助患者对跌倒的后果采取现实的预期。团体认知行为干预方案见表 4-5。

表 4-5　团体认知行为干预方案

阶段	具体内容
第一阶段：介绍跌倒相关内容，正确评估跌倒可能性	1. 介绍团体活动的目的、流程及注意事项 2. 介绍跌倒相关内容，包括跌倒常见危险因素、预防方法等，帮助老年人正确评估跌倒的可能性，并识别和管理个人日常生活中的跌倒危险行为
第二阶段：介绍跌倒恐惧相关内容，制订运动计划	1. 简要回顾上次活动所讲内容，解答老年人的疑惑 2. 介绍跌倒恐惧相关概念、发生原因及跌倒恐惧对患者情绪和行为带来的影响，重点讲解跌倒恐惧导致活动水平下降的不良影响 3. 运动介绍：向老年人介绍适宜的运动方式及安全性 4. 制订运动计划：根据老年人身体状况及意愿，制订个体化运动方案
第三阶段：了解老年人的看法，改变错误认知	1. 询问老年人运动情况，解决其运动过程中的疑惑 2. 纠正认知：通过倾听老年人的恐惧、分析老年人现况并帮助其发现认知中不适宜的地方，纠正错误观念 3. 与老年人一起探讨克服跌倒恐惧的积极意义
第四阶段：帮助老年人树立信心，改善心理状况	1. 经验分享：通过分享成功案例，鼓励老年人树立战胜跌倒恐惧的决心和信心 2. 情感宣泄：面对面交流、探索老年人对于跌倒的想法和担心，鼓励其积极表达内心感受

续表

阶段	具体内容
第五阶段：识别过度保护行为，制订管理策略	1. 与老年人和照顾者共同讨论确认是否存在对老年人的过度保护行为，强调适度保护的重要性，并制订管理策略 2. 鼓励进行居家锻炼，介绍常见居家锻炼方式、运动注意事项，停止运动的指征 3. 定时推送跌倒预防相关内容
第六阶段：解答老年人的疑惑，总结经验	回顾整个活动，老年人各自分享自身的感受与收获；肯定老年人的进步，询问老年人目前尚存在的疑惑并寻找解决方法

三、沟通交流

应多与老年人进行有效的沟通与交流，倾听其内心想法，并表示关怀、理解，缓解老年人焦虑情绪及孤独、自卑的心理。有效沟通交流是心理干预的核心与基础，包括语言交流和非语言交流，针对老年人的年龄、思维能力、文化背景等不同情况给予恰当的沟通方式。

1.语言交流　和老年人说话时须注意声音的大小，语调要柔和，吐字清晰并且通俗易懂，熟记老年人的社会角色及家庭状况，对于过去所付出的社会价值给予肯定，并抱着诚恳的学习态度，主动与老年人沟通，倾听其内心想法，解答老年人的疑问，安慰老年人，减轻其心理阴影。对于烦躁、情绪低落的老年人，要多观察了解其心理活动及情绪，以亲切的语言耐心与其沟通，嘘寒问暖，给予亲人般的安慰。

2.非语言交流　老年人由于病理生理原因，导致不同程度的语言沟通障碍，要善于运用温和的面部表情，为老年人留下友善、亲切的印象。微笑的面容、平静的目光、柔和的声调、同情和关心的态度可稳定老年人的情绪，使老年人产生亲切感，唤起其对生活的乐观情绪。另外，亲切的触摸也是良好的沟通方式，触摸是人类情感表露方式之一，也是交往中的一种积极有效的途径，适时适度的触摸可使老年人产生安全感。

四、放松疗法

必要时可采用放松疗法，以缓解老年人的跌倒恐惧。放松疗法作为缓解紧张情绪的方法之一，已得到广泛应用，其目的在于通过有意识地控制使全身肌肉放松，同时释放紧张情绪，保持心情愉悦，以缓解焦虑、恐惧等不良情绪。

1.具体步骤

（1）以舒服的姿势躺在床上或取半卧位。

（2）闭目。

（3）将注意力集中到身体的某一部位，尽量使肌肉紧张，直至有酸、痛、麻木感，再放松肌肉，以达到放松身心的目的。可以从头部开始，再到颈部、胸部、腹部、上肢、下肢及足部，依次进行放松训练。其中，头部可以通过咬紧牙关来进行放松；胸部可以通过憋气进行，深吸气后憋1～2分钟即可缓慢吐气；腹部可以通过收缩来完成；上下肢可以通过肌肉伸缩来进行。

2. 注意事项

（1）放松锻炼前，应先评估老年人的躯体、精神状况。若有皮肤感染或压疮、精神不佳、痛苦表情或主诉体力不佳，应延后锻炼时间；若有其他合并症或并发症，应酌情安排锻炼时间。

（2）在放松过程中，注意观察老年人的反应，观察其是否出现大汗淋漓、心慌气短、呼吸急促等症状，若有出现及时停止锻炼，嘱老年人休息 30 分钟，再次评估其身体状况。

（3）锻炼后，嘱老年人多喝水，休息片刻，若无不适，再进行其他活动。

五、处理危险因素

应与老年人共同分析导致跌倒的相关因素，引以为戒。护理人员应从用药、辅助器具、环境和生活方式等多方面进行指导，有效处理各种内在和外在危险因素，科学避免再次跌倒的发生。

1. 合理用药　指导老年人按医嘱正确服药，不要随意加药或减药，更要避免自行同时服用多种药物，应了解药物的副作用，注意用药后的反应。例如，服用抗高血压药的老年人，随意增加药量可致低血压，发生跌倒；随意减少剂量则会出现血压不稳定，长此以往可能发生脑卒中，也可能出现跌倒。老年人用药后一旦出现不适，应立即卧床休息，防止跌倒。

2. 选择适当的辅助工具　指导老年人使用高度合适、底部面积较大的助行器，并将助行器及经常使用的物件等放在老年人触手可及的位置。有视觉、听觉及其他感知障碍的老年人，应佩戴视力辅助设备、助听器等辅助工具。

3. 创造安全的环境　保持室内光线明亮，通风良好，地面干燥、平坦；经常使用的东西放在伸手容易拿到的位置，尽量不要登高取物；家具摆放合理，避免棱角对老年人产生伤害；对过道、厕所灯开关等予以明确标识，并将其具体方位告知老年人，使其熟记于心。老年人衣着应舒适合身，避免穿着过于紧身或过于宽松的服饰，以防行走时绊倒；鞋子尺码合脚，尽量避免穿拖鞋、高跟鞋，以及鞋底过于柔软或过大的鞋。

4. 调整生活方式　指导老年人在日常生活中注意避免走过陡的楼梯或台阶，上下楼梯、如厕时尽可能使用扶手；转身、转头时动作一定要慢；走路保持步态平稳，尽量慢走，避免携带沉重的物品；避免去人多及湿滑的地方；乘坐交通工具时，应等车辆停稳后再上下车；放慢起身、下床的速度；避免睡前饮水过多导致夜间多次起床如厕；晚上床旁尽量放置小便器；避免在他人看不到的地方独自活动等。

六、跌倒老年人跌倒恐惧综合解决方案

（一）病例介绍

1. 基本情况　患者男，93 岁。既往有高血压、脑出血、高脂血症、急性前壁心肌梗死等病史，目前使用助行器协助行走。患者近 6 个月来精神欠佳；吞咽功能障碍，食欲减退且进食缓慢；睡眠障碍，目前口服艾司唑仑片 2mg，1 次 / 晚；硝西泮片 5mg，1 次 / 晚；佐匹克隆片 7.5mg，1 次 / 晚；酒石酸唑吡坦片 10mg，1 次 / 晚。排便、排尿正常。因 2 周

前去卫生间，出现一过性晕厥而跌倒，跌倒后一直焦虑、恐惧、卧床不起，为进一步查明原因并预防再次跌倒，于 2022 年 11 月 10 日上午 8：40，由女儿陪同到防跌倒门诊咨询。

2. **查体** 体温 36.3℃，心率 64 次 / 分，呼吸 16 次 / 分，血压 126/68mmHg，脉氧 96%，BMI 17.2kg/m²；步态为助行器辅助行走、步伐缓慢、整体转身；右侧肢体肌力 5 级、左侧肢体肌力 4 级、肌张力增高、腱反射较右侧活跃。

3. **近期检查结果**

（1）血常规：单核细胞 0.142（偏高），血红蛋白测定 92g/L（稍偏低），红细胞计数 3.45×10^{12}/L（稍偏低）。

（2）血生化：尿素 15.7mmol/L（偏高），肌酐 334μmol/L（偏高），血清白蛋白 31.8g/L（偏低），脑利钠肽前体 1870.4pg/ml（偏高）。

（3）大便检查：大便隐血阳性。

（4）血气分析：乳酸 2.7mmol/L（偏高），二氧化碳分压 106mmHg（偏高）。

（5）心电图：窦性心律，$V_1 \sim V_2$ 导联异常 QRS 波群。

（6）颅脑 CT：双侧大脑半球对称，右侧丘脑见斑片状稍高密度影，局部有萎缩，中线结构居中；右侧基底节区见一小片状低密度灶，脑桥见点片状低密度灶；脑池、脑裂增宽、脑沟加深；所见颅骨未见明显异常；所见鼻旁窦未见明显异常；左侧椎动脉颅内段增粗、钙化，右侧丘脑斑片状稍高密度，考虑出血吸收后改变，右侧基底节区脑后遗改变，脑桥陈旧梗死灶。

（7）胸部 CT：胸廓对称，双肺见少许局灶性透亮影，左上肺舌段、右肺中叶及左下肺外基底段见条索影，双上肺及右肺中叶胸膜下见最大直径约为 3mm 的致密结节；气管居中，气管及主要支气管通畅；双肺门不大，左肺门及纵隔见淋巴结钙化；纵隔未见异常肿大淋巴结；主动脉壁及冠状动脉走行区见多发钙化，左心室稍扩大，前壁及室间隔见线状钙化，心尖部向前膨凸；双侧肺尖、双侧背侧胸膜增厚，双侧胸腔见少量积液；右侧第 9 ～ 11 肋多发肋骨骨折，局部有骨痂形成；双侧腋窝见多发淋巴结。

（8）腹部 CT：肝脏轮廓光整，肝脏内未见异常密度，肝内、外胆管无扩张，胆总管内无阳性结石；胆囊折曲，远侧稍大，近侧较小，底部见致密影；脾脏大小正常，密度均匀；胰腺形态正常，密度均匀，胰周未见异常渗出性改变；双侧肾上腺位置正常，左肾上腺密度均匀，无增粗，右侧肾上腺内侧见一大小为 16mm×12mm 的稍低密度结节；双侧肾脏体稍缩小，双肾未见明显异常密度影；肾盂和上段输尿管无扩张；双侧肾包膜外少量条索影；腹膜后未见肿大淋巴结；盲肠和升结肠管壁增厚，周围见絮状密度增高影。

（二）跌倒风险评估结果

1. 高龄老人。

2. BMI 指数偏低。

3. 罹患跌倒高度相关疾病：贫血、高血压。

4. 服用跌倒相关高危药物：催眠药。

5. 衰弱：精神欠佳、食欲缺乏、睡眠差。

6. 跌倒恐惧。

（三）跌倒风险防范措施

由于老年人跌倒后产生了跌倒恐惧心理，在进行基础日常活动时自我效能降低、信心下降，充满抵触、恐惧，因害怕再次跌伤而严重缺乏安全感，故采取针对性措施预防再次跌倒尤为重要。

1. 纠正衰弱

（1）营养干预

1）提供适宜的营养：指导老年人养成良好的饮食习惯，加强膳食营养，保持饮食均衡；适当补充维生素 D 和钙剂，防治骨质疏松。

2）监测体重：每周至少测量体重 1 次，根据 BMI 指数变化判断营养干预效果，若效果不佳应及时调整方案。

（2）运动干预：指导老年人坚持参加适宜、规律的体育锻炼，以增强肌肉力量、柔韧性、协调及平衡能力、步态稳定性和灵活性，从而减少跌倒的发生。康复运动形式多样，包括抗阻运动、平衡锻炼和力量训练等。锻炼频率及时间以每周运动 2 ～ 3 次，每次 20 ～ 30 分钟为宜。

2. 多重用药干预　申请多学科会诊，分析病情、调整用药。经多学科专家会诊意见如下。

（1）神经内科主任会诊意见：①患者为老年男性，目前未服用抗高血压药物，血压水平偏低。②既往长期睡眠障碍，近 40 年服用多种调节睡眠的药物，目前夜间睡眠时间尚可，白天睡眠偏多，但因长期用药，依赖睡眠药物，拒绝减药。考虑目前睡眠药物中，硝西泮为长效苯二氮䓬类药物，不除外影响血压，可将硝西泮减量为 2.5mg，1 次 / 晚，继续观察血压及睡眠情况。

（2）消化内科主任会诊意见：①查体。腹软，未见蠕动波及肠型，无压痛及反跳痛，肝、脾肋下未触及，肾未触及，无腹部肿块，墨菲征阴性。腹部叩诊呈鼓音，移动性浊音阴性，肝、脾、肾区无叩痛。肠鸣音正常。②建议纯糖流食，辅以肠外营养，警惕误吸。③加用雷贝拉唑钠，必要时可给予多潘立酮口服。④观察用药后不良反应，催眠药服用后易出现眩晕、乏力等不适，应及时观察，适当减少活动，必要时卧床休息。

（3）营养科主任会诊意见：患者为老年男性，血红蛋白检查结果提示中度贫血。患者体弱，近期食欲减退，出现厌食情况，给予低脂肪流食，注意热量摄入，防止误吸。

（4）康复科会诊意见：①病史获悉，患者近期自觉左侧肢体麻木疼痛感较前加重，持续性麻木，活动时自觉疼痛，肌肉发紧感明显，上肢重于下肢。2014 年有脑出血、跌倒病史，遗留左侧肢体力弱及麻木等后遗症状。②神经系统查体。意识清楚，言语含糊，对答切题。双眼各向运动灵活，无眼震及复视，左侧鼻唇沟浅，伸舌轻度偏右，舌肌无萎缩及震颤。右侧肢体肌力 5 级，左侧肢体肌力 4 级，肌张力增高，腱反射较右侧活跃，左侧指鼻试验稳准，右侧不能完成。双侧病理征未引出。左侧痛觉减退。脑膜刺激征阴性。③意见。给予理疗、体疗，适当加强功能锻炼。④可使用普瑞巴林胶囊 1 粒，每日 2 次治疗，注意观察症状及副作用，根据情况调整治疗。

七、跌倒恐惧的心理护理

跌倒恐惧心理干预能使患者的忧虑明显减少，患者参与早期康复训练的积极性得以增加。轻松愉悦的心态有助于摆脱消极情绪，使大脑皮质处于兴奋状态，更有利于自身神经系统的调节，促使运动神经元充分调动肌纤维，有益于神经调节功能和肌力两方面的恢复，增强患者康复训练的信心和活动能力。主要措施如下。

1. 沟通交流，答疑解问，取得患者信任　有效沟通交流是心理干预的核心与基础，包括语言交流和非语言交流，针对老年人的年龄、思维能力、文化背景等不同情况，给予恰当的沟通方式。

（1）语言交流：和老年人说话时语调要柔和，吐字清晰并且通俗易懂。主动与老年人沟通，倾听其内心想法，解答老年人的疑问并给予安慰，减轻其心理阴影。当老年人出现烦躁、情绪低落时，要多观察了解其心理活动及情绪，用亲切的语言耐心与其沟通，嘘寒问暖，给予亲人般的安慰。

（2）非语言交流：善于运用温和的面部表情，为老年人留下友善、亲切的印象。用微笑的面容、平静的目光、柔和的声调、同情和关心的态度，稳定老年人的情绪，使其产生亲切感，唤起对生活的乐观情绪。其次，适时适度的触摸，可使老年人产生安全感。

2. 制订个体化运动方案　评估患者，根据实际情况，制订防跌倒技能培训计划，其中包括识别警示功能、重视平衡功能训练及加强活动能力培养。该老年人目前右侧肢体肌力5 级，左侧肢体肌力 4 级，可鼓励其适当进行奥塔戈运动项目，专业人员为其制订个性化的运动方案，循序渐进。具体锻炼内容包括两部分：第一部分包括热身运动、肌力锻炼和平衡力锻炼；第二部分为步行运动，每次 30 分钟，每周 2 ～ 3 次。护理人员对运动情况进行监督和指导，从而保证运动的持续性和有效性，全方位帮助老年人进行康复锻炼，以达到锻炼个体化肌力和平衡力的目的。

3. 加强心理疏导　跌倒恐惧本身是一种特殊的焦虑形式，适时适度的心理干预，能减轻患者的恐惧心理，激发其改变现状的动机和潜能。向老年人介绍跌倒恐惧相关概念、发生原因及跌倒恐惧对自身情绪和行为带来的影响，重点讲解跌倒恐惧导致活动水平下降的不良影响；通过倾听老年人的恐惧，分析现况并帮助其发现认知中不适宜的地方，纠正错误观念，消除或缓解老年人的心理障碍，调动其活动锻炼的积极性，增强其康复信心。

4. 放松疗法　可采用放松疗法，通过有意识地控制使老年人全身肌肉放松，同时释放紧张情绪，保持其心情愉悦，以缓解焦虑、恐惧等不良情绪。具体步骤如下：①以舒服的姿势躺在床上或半卧位；②闭目；③将注意力集中到身体的某一部位，尽量使肌肉紧张，直至有酸、痛、麻木感，再放松肌肉，以达到放松身心的目的。可以从头部开始，再到颈部、胸部、腹部、上肢、下肢及足部，依次进行放松训练。其中，头部可以通过咬紧牙关进行放松；胸部可以通过憋气进行，深吸气后憋气 1 ～ 2 分钟再缓慢吐气；腹部可以通过收腹完成；上下肢可以通过肌肉的伸缩进行。

5. 激励疗法　通过多表扬、多鼓励激发老年人的内在动力。通过分享成功案例，改善和消除恐惧跌倒带来的负面影响，鼓励老年人树立战胜跌倒恐惧的决心和信心，增强其参与训练的主动性。

八、效果评价

2022 年 12 月 10 日门诊随访情况如下：患者精神状态较首次来诊明显好转，主诉经过饮食、运动及药物调整等各方面的干预，食欲略好，睡眠有改善，乏力症状减轻，整体效果很满意。

1. 营养方面　患者按低脂肪纯糖流食进餐，辅以肠外营养，纠正了不良饮食习惯、规律进食，BMI 由 17.2kg/m² 增长至 18.1kg/m²。

2. 运动方面　每周进行 3 次康复训练，每次 20 ～ 30 分钟，运动后应略感疲劳、休息后好转为宜。

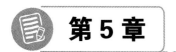

第5章 跌倒风险管理

第一节 药物相关性跌倒的预防管理

一、概述

引起老年人跌倒的因素较多，一般来说是多种因素交互的结果，其中药物因素的影响不容忽视。老年人患有多系统慢性病，如心脑血管疾病、糖尿病、骨关节疾病、焦虑抑郁状态、睡眠障碍等，治疗上需要长期甚至终身服药。可能引起跌倒的药物主要包括：作用于中枢神经系统药物，如抗精神病药物、抗焦虑抑郁药物、抗癫痫药物、镇静催眠药及镇痛药；心血管类药物，如降压、利尿及抗心律失常药；以及降血药等。此外，药物的种类、剂量、多种用药联合使用均可增加跌倒风险，有报道显示，我国老年人平均用药 9.1 种，多者达 36 种；50% 的老年人同时服用 3 种药物，25% 的老年人服用 4～6 种药物。这些药物主要引起意识、精神、视觉、步态、平衡等方面出现异常而导致跌倒。为有效预防老年人跌倒的发生，应高度重视老年人的用药管理，而引起跌倒的药物因素与其他原因比较，可通过减少种类、减小剂量来降低药物不良反应的发生率。因此，药物引起的跌倒是可调可控的。

二、老年人跌倒相关性药物

1. 中枢神经系统药物　随着年龄的增长，老年人常出现老年性精神障碍、焦虑抑郁状态、疾病诱发癫痫发作、睡眠障碍及慢性疼痛等问题，治疗这些疾病的药物，均归属作用于中枢神经系统药物，是导致跌倒发生的重要危险因素，主要包括抗精神病药物、抗抑郁药物、抗癫痫药物、镇静催眠药及阿片类镇痛药等。与跌倒相关的不良反应主要包括认知受到损害，注意力不集中，嗜睡、困倦、晕眩、思维混乱、延缓反应时间，甚至定向障碍、重度记忆损害，运动障碍，出现震颤、抖动等类帕金森病症状，运动失调，步态不稳，活动迟缓，知觉障碍，从多梦和入睡前错觉再到幻觉，也可出现心境改变，直立性低血压，改变体位及站立时发生。

（1）抗精神病药物：分为典型抗精神病药物和非典型抗精神病药物。典型抗精神病药物包括吩噻嗪类（氯丙嗪、奋乃静）、丁酰苯类（氟哌啶醇）、苯甲酰胺类（舒必利）等，对多巴胺 D_2 受体、α_1 和 α_2 肾上腺受体、毒蕈碱 M 受体、组胺 H 受体均有阻断作用，与跌倒风险相关的主要不良反应包括类帕金森病、迟发性运动障碍、直立性低血压、过度镇静、诱发癫痫发作等；非典型抗精神病药物包括氯氮平、奥氮平、利培酮、喹硫平等，主要对 5-HT（5- 羟色胺）受体有较高的阻断作用，作用于中脑边缘系统，而引发锥体外系反应即类帕金森病的概率较小。见表 5-1。

表 5-1　抗精神药物致跌倒相关不良反应

类别	药物	类帕金森病	迟发运动障碍	直立性低血压	镇静	癫痫发作
典型	氟哌啶醇	+++	+++	++	+	+
	舒必利	+/++	+	0	0/（+）	0
非典型	氯氮平	0/（+）	（+）	（+）	+++	++
	奥氮平	+	+	0	+/++	0
	利培酮	0/++	（+）	++	+	0
	喹硫平	0/（+）	？	++	++	0

0= 无；+= 很小；++= 中等；++= 严重；？= 不明确

（2）抗抑郁药物：研究表明，服用抗抑郁药物的患者出现反复跌倒的概率高于未服用者的 48%。目前临床常用药物主要包括选择性 5- 羟色胺再摄取抑制剂（SSRI），如氟西汀、舍曲林、帕罗西汀等；选择性 5- 羟色胺和去甲肾上腺素再摄取抑制剂（SNRI），如文法拉辛、度洛西汀等；舍曲林、帕罗西汀等；去甲肾上腺素和特异性 5- 羟色胺能抗抑郁药（NaSSA），如米氮平；去甲肾上腺素多巴胺再摄取抑制剂（NDRI），如安非他酮；三环类（TCA）和四环类，如阿米替林等。抗抑郁药物的主要不良反应包括锥体外系反应、运动不能、直立性低血压、镇静及抗胆碱作用等与跌倒相关的表现。抗 SSRI 类（氟西汀、帕罗西汀）抗胆碱能副作用相对较少，但长期（＞ 6 个月）使用 SSRI 类药物后，骨折发生风险可显著增加。见表 5-2。

表 5-2　抗抑郁药物致跌倒相关不良反应

类别	药物	抗胆碱作用	镇静	直立性低血压	癫痫发作
TCA	阿米替林	+++	+++	+++	+++
NaSSA	米氮平	+	++	++	
SSRI	氟西汀	0	0	0	++
	帕罗西汀	+	+	0	++
	舍曲林	0	0	0	++
SNRI	文拉法辛	+	+	0	++

（3）抗癫痫药物：目前临床常用的抗癫痫药物主要包括乙内酰脲类（如苯妥英钠）、亚芪胺类（如卡马西平）、巴比妥类（如苯巴比妥）、琥珀酰亚胺类（如乙琥胺）、侧链脂肪酸类（如丙戊酸钠）、苯二氮䓬类等。癫痫本身可导致跌倒风险增加，但跌倒仅 1/3 由癫痫发作导致，2/3 在未发作时发生，主要由药物不良反应所致，患者表现为思维混乱、视物模糊、笨拙或步态不稳、眩晕、嗜睡、协调障碍、困倦、震颤等，因为需要长期用药，50% 以上还会导致骨质疾病，增加跌倒及骨折风险。

（4）镇静催眠药：随着年龄增长，身体功能下降，睡眠障碍概率增加，许多老年人需要服用镇静催眠药辅助睡眠。而在与药物相关的跌倒事件中，这类药物的影响最常见，影响最明显，主要分为苯二氮䓬类（BZD）和非苯二氮䓬类（non-BZD）。临床常用苯二氮䓬类药物包括艾司唑仑、地西泮等，为非选择性激动抑制剂 γ - 氨基丁酸受体，产生镇静、催眠、抗焦虑、抗惊厥（抗癫痫）及肌肉松弛作用；非苯二氮䓬类药物包括佐匹克隆、唑吡坦、扎来普隆等，为选择性激动抑制剂 γ - 氨基丁酸受体，具有镇静催眠作用，肌肉松弛作用较苯二氮䓬类弱，日间镇静和其他不良反应较少，可作为老年人促进睡眠的首选药。镇静催眠药服用后可能出现嗜睡、眩晕、精神混乱、认知受损、运动失调及反应时间延缓等症状而导致跌倒。特别需要注意的是，在开始服用苯二氮䓬类药物后的 2 周内，跌倒风险最高。

（5）其他：阿片类镇痛药如吗啡、芬太尼、哌替啶等，具有降低警觉或抑制中枢神经系统等作用，出现直立性低血压、肌肉松弛，增加跌倒风险。

2. 心血管系统药物　心脑血管疾病是老年人最为常见的慢性病，其中易造成跌倒的心血管药物主要是抗高血压药，目前我国高血压患者人数已达到 2.45 亿，每 4 个成年人中就有 1 人患高血压。有研究分析显示，使用抗高血压药物，在最初用药 15 天内发生严重跌倒的概率增加 36%。造成跌倒的主要原因为低血压，特别是直立性低血压，减少脑部血流灌注，引起眩晕、肌无力等症状，约有 1/3 的老年高血压患者存在直立性低血压。

3. 多重用药　使用 4 种或 4 种以上的药物定义为多重用药，老年人多病共存，联合用药比例高，我国老年人平均患有 6 种疾病，治疗中常多药合用，包括与其他药物相互作用风险未知的中成药，平均 9.1 种，多者达 36 种；50% 的老年人同时服用 3 种药物，25% 的老年人服用 4 ～ 6 种药物。俗话说"是药 3 分毒"，用药的种类越多，增加了药物之间相互作用的不良反应发生概率，这些不良反应可能会造成跌倒的发生。已有研究表明，跌倒风险随着使用药物数量的增加而增加，服用一种精神类药物的老年人跌倒风险是未服用组的 1.5 倍，而服用 2 种以上药物的跌倒风险是未服用组的 2.4 倍。因此多重用药已成为老年人跌倒的重要危险因素，倡导老年人合理安全用药，有效预防跌倒的发生。

三、药物相关性跌倒危险因素的风险程度

药物相关性跌倒危险因素的风险程度见表 5-3。

表 5-3　药物相关性跌倒危险因素的风险程度

影响程度	药物因素
强相关	抗精神病药、抗抑郁药、抗癫痫药、苯二氮䓬类药、髓袢类利尿剂、强心苷类(洋地黄、地高辛)、阿片类药物、多重用药
弱相关	β 受体阻滞剂、ACEI 类、ARB 类、α 受体阻滞剂、噻嗪类利尿剂、抗心律失常药、血管扩张药、沙坦类药物、抗帕金森病药物、降糖药、抗组胺药、氨基糖苷类药物、胃肠解痉药

四、药物相关性跌倒评估

药物可引起患者意识、精神、视觉、步态、平衡等方面出现异常，其中药物的种类、

剂量及多种药物联用，均可使其跌倒风险增加。药物与其他引起跌倒的因素相比，是可调可控的，因此进行药物相关性跌倒评估至关重要（图 5-0）。

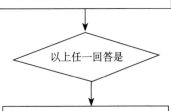

1. 评估是否服用与跌倒相关的药物：中枢神经系统药物如抗精神类、抗焦虑抑郁类、抗癫痫类、镇静催眠药及镇痛药；心血管类药物如抗高血压药等；是否使用药物种类 ≥ 4 种。

2. 设置防跌倒标识，针对存在跌倒强相关因素的药物，可在床旁或药盒上粘贴醒目标示。

3. 调整跌倒相关药物。针对抗抑郁药、镇静催眠药，优先考虑行为、心理等非药物治疗方法；确需使用时，应从小剂量开始，缓慢加量到适宜维持量，并适时停药，避免长时间、大剂量联合用药；催眠药在睡前或上床后再服用。

图 5-0　药物相关性跌倒评估

4. 加强健康宣教，注意药物不良反应的观察，当意识、精神、视觉、步态、平衡等方面出现异常时，应及时调整用药，并警惕跌倒的发生。

五、药物相关性跌倒的预防措施

1. 镇静催眠药

（1）选择入睡迅速、明显提高睡眠质量、维持足够睡眠时间且无成瘾性的药物，老年人应优先选择非苯二氮䓬类药物，如佐匹克隆、唑吡坦等，日间镇静和其他不良反应较少。苯二氮䓬类药物即安定类目前应用仍比较普遍，需要注意的是开始服用此类药物后的 2 周内跌倒风险最高，应做好防护。

（2）遵医嘱服药，不要随意加减，以免影响效果和增加不良反应。观察用药效果，及时就诊进行调整。

（3）建议上床后服药，特别是服用一些加快入睡的药物，如思诺思、咪达唑仑（速眠安）等。

（4）减少起夜，床旁备尿壶。起床遵守起床"三步法"。

2. 其他中枢神经系统用药

（1）遵医嘱服药，不要随意加减。

（2）小剂量开始，缓慢加量。

（3）尽量安排睡前服用，避免或减轻白天的过度镇静。

（4）观察用药效果及副作用，及时就诊进行调整。

3. 抗高血压药

（1）评估老年人用药后跌倒的风险，特别是最初用药和调整剂量后 15 天内，给予警示提醒。

（2）遵医嘱服药，不要随意加减；定期测量血压，观察用药效果。

（3）指导老年人尽量避免长时间站立，可通过双足背屈、蹲坐或弯腰增加站立位的下肢静脉回流；对于卧床老年人，应缓慢下床，站立前静坐几分钟，从而减少直立性低血压发生。

（4）提高老年人跌倒防控意识，观察用药后的不良反应，出现眩晕、乏力等不适时应减少活动，必要时卧床休息。

4. 多重用药　老年人要减少用药后的不良反应，降低跌倒风险，需根据疾病种类、身体状况和药物代谢特点选择最佳的药物及其制剂。尽量减少用药种类，动态调整给药方案，达到有效、安全、经济的目标。

（1）明确用药的受益要大于风险，然后选择疗效确切但毒副作用小的药物，避免应用老年人不宜使用的药物。

（2）根据老年人疾病情况确定用药种类，通常采用一种疾病给一种、每日 1 次的长效制剂，且建议不超过 5 种用药，避免"处方瀑布"现象。

（3）老年人药物代谢慢、体内存留时间延长，采取小剂量起始，循序渐进，达到治疗用药量。应不超过成年人量的 3/4，原则上从 50 岁开始，每增加 1 岁，剂量应比成人量减少 1%，80 岁以上老年人用药剂量为成人量的 2/3。

（4）遵守"择时原则"，疾病的发作、加重与缓解，以及每种药物的治疗效果，均具有昼夜节律变化的特点，应综合评估选择适当给药时间。

（5）老年人应尽量采用口服的方式，经济便利，且控释制剂释放药物受胃肠动力和酸碱度的影响较小；另外，根据药物的性状、治疗需求，可选择吸入、含服等方式。

（6）用药期间注意观察药物不良反应。老年人共病发病率高，且药物代谢、转化、排泄能力下降，65 岁及以上老年人有 10% ～ 20%、80 岁及以上老年人有 25% 会出现药物不良反应。对于服药的老年人出现新症状（包括躯体、认知或情感方面的症状），应考虑是否与药品不良反应相关，分析停药受益明显多于用药时，应暂停用药。暂停用药的原则是维护老年健康最简单、最有效的干预措施之一，应引起高度重视，并广泛应用。

六、案例分析

1. 病例介绍　患者男，82 岁。前列腺癌骨转移，既往有慢性心房颤动、癫痫、阿尔茨海默病、抑郁症病史，服用盐酸羟考酮、阿米替林、艾司唑仑（舒乐安定）、普瑞巴林和华法林等 10 余种药物，癫痫控制稳定，过去 3 年内未发作，近 2 周因感染带状疱疹疼痛加剧，门诊加用口服曲马多和局部应用辣椒素控制疼痛，5 天后患者因突然癫痫大发作跌倒。

2. 跌倒风险评估

（1）高龄老人。

（2）多种疾病：前列腺癌骨转移、慢性心房颤动、癫痫、阿尔茨海默病、抑郁症。

（3）服用跌倒相关高危药物：镇痛、抗抑郁、抗癫痫等。

（4）应用多种药物，在 10 种以上。

3. 跌倒风险防范措施

（1）多学科会诊，分析病情及用药情况。

（2）适当调整用药种类和时间。

（3）健康指导：①提高跌倒防控意识；②观察用药后不良反应，出现眩晕、乏力等不适，应减少活动，必要时卧床休息；③睡前服用催眠药时，做好洗漱、如厕等准备，上床后服用；④建议床旁放尿壶，避免夜间活动增加跌倒风险，必要时呼叫家人协助；⑤体位变换时动作缓慢，起床遵循"起床三部曲"；⑥活动不便时应使用助行设备。

第二节　预防跌倒相关的辅具

一、概述

辅助站立行走的器具简称助行器。助行器就是可以通过器械的支撑，使下肢活动不便的长者、失去行走能力的患者能够自理，因此助行器具有辅助人体支撑体重、保持平衡和辅助行走的作用。助行器接触地面的面积越大，重心越低，稳定性就越好。常见的助行器包括拐杖、助行架和轮椅。

二、协助患者使用拐杖

（一）拐杖的分类

根据拐杖的形态构造和功能的不同，可将拐杖分为单足拐杖、多足拐杖、助站拐杖、座椅拐杖、腋杖和肘杖。

1. 单足拐杖　适用于握力好、上肢支撑力强的患者。

2. 多足拐杖　适用于平衡能力欠佳，使用单足拐杖不安全，但抓握能力较好的患者。

3. 助站拐杖　使用者可以利用中间扶手从坐位到站位，用于有一定握力，且有一定平衡能力的下肢功能障碍的患者。

4. 座椅拐杖　方便使用者在行走途中休息，用于有一定握力的体弱患者。

5. 腋杖　利用腋下部位和手共同支撑，可单侧或双手同时使用，一般用于骨科手术后康复期的患者使用。

6. 肘杖　比腋杖轻便，但稳定性较低，用于上臂力量较好的患者。

（二）拐杖的使用方法

1. 两点步行法　先出拐杖和患足，再迈健足。该方法适用于下肢功能和平衡能力较好的患者，步行速度较快。

2. 三点步行法　伸出手杖，迈患足，健足跟上。

3. 四点步行法　先出健侧拐杖，出患足，后出患侧拐杖，健足跟上。

（三）拐杖使用注意事项

1. 使用拐杖前先检查拐杖的完好状态，并调节好适宜患者使用的高度，保证拐杖稳定性良好。

2. 患者活动区域地面需宽敞明亮，无障碍物，无水渍。

3. 拐杖使用的方法正确，穿着适宜，预防跌倒。

三、协助患者使用助行架

助行架周围有金属框架，可将患者保护在中间，助行架的支撑面积比拐杖大，因此稳定性更高，但仅限于在室内使用。助行架有保持平衡、支撑体重和增强肌力的作用。

（一）正确选择助行器

1. 助行架质地要轻便，易于患者搬动。

2. 助行架落地放置要平稳。

3. 助行架高度要适合或可调节，患者站立在助行器之中，双手自然下垂时可握持双侧扶手，并可对扶手处施加压力，以保证体重的支撑和平衡的控制。

4. 助行架的宽度要适中，不可过宽，以免影响对患者的支撑作用。

（二）助行架的种类

按助行架结构分类，分为标准型（固定式、交互式）、带轮式、R 型助起式、带臂托台式助行器。

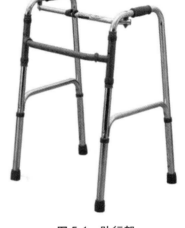

1. **标准型助行架**　分为固定式和交互式两种前行方式。此类助行架虽然行进速度较慢，但稳定性最佳，更适合平衡力较弱的人群（图 5-1）。

（1）固定式助行架前行时，需要提起助行架，需要有较好的手臂力量。相对稳定性较好（图 5-2）。

（2）交互式助行架前行时，不必提起助行架，左右移动替换前行，适用于下肢平衡功能较弱、抓握感较弱的人士（图 5-3）。

2. **带轮式助行架**　分为两轮式和四轮式。

（1）两轮式助行架：适用于上肢肌力较弱，体力不足，提起助行架有困难的患者，无须提起助行架前行，使用者有较好的站立平衡能力，多用于室内行走训练（图 5-4）。

图 5-1　助行架

（2）四轮式助行架：移动更加灵活，易于操作，行进速度较快，稳定性较其他助行器差，多用于户外辅助行走，适用于平衡力较好、操控力强的患者（图 5-5）。

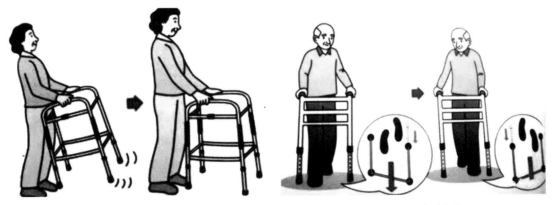

图 5-2　固定式助行架　　　　　　　图 5-3　交互式助行架

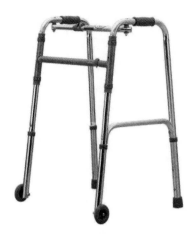

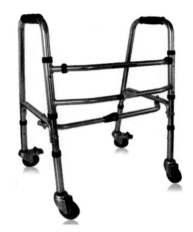

图 5-4　两轮式助行架　　　　　　图 5-5　四轮式助行架

3. R 型助起式助行架　拥有高位和低位双扶手设计，性能和标准型助行器一样，但是添加的低位支撑扶手可辅助站立，适用于体能、平衡力较弱，需要辅助站立的患者。此类助起式助行架还可以作为座便器支撑架来使用（图 5-6）。但由于是两段式扶手，高把手位置相对靠前，使用时需注意前倾风险。

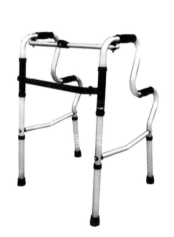

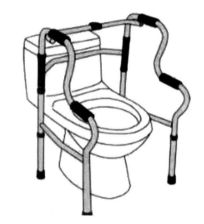

图 5-6　R 型助起式助行架

4. 带臂托台式助行架　通常为 4 轮或 6 轮，带有支撑平台或前臂支撑托架。台式助行架在行驶中，患者利用平台或前臂托架支撑体重，将双臂放置于平台（托架）上，平台（托架）前侧装有把手和制动装置。台式助行架主要为腕关节功能障碍或手部疼痛、变形导致抓握能力受限的患者设计，同时对下肢肌力较差的患者也很实用（图 5-7）。

（三）正确选择助行架高度

一般助行架的高度以手肘弯曲 20°左右为基准，但是带臂托的助行架，双肘需要支撑在臂托或平台上，因此手肘弯曲 90°，由手肘来支撑体重并移动（图 5-8）。

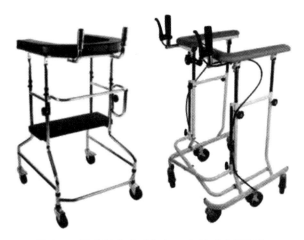

图 5-7　带臂托台式助行架（有前臂支撑托架）

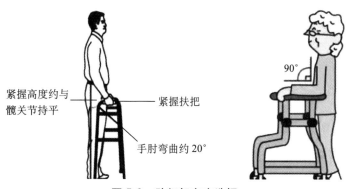

图 5-8　助行架高度选择

紧握高度约与髋关节持平　　紧握扶把

手肘弯曲约 20°

90°

（四）正确使用助行架

1. 固定式助行架的使用（图 5-9）

（1）站稳，抓好助行器的高位把手。

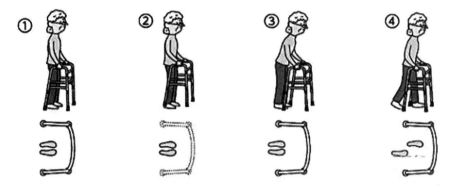

图 5-9　固定式助行架

（2）将助行架向上提，并向前移动15～20cm。

（3）将助行架放下，并确认助行架平稳落地。

（4）双脚慢慢向前移动，脚步移动到脚跟与助行架后撑脚平行。

2. 交互式助行架的使用（图5-10）

（1）站稳，抓好助行架的高位把手。

（2）抓住一侧助行架把手向前移动15～20cm。

（3）移动对侧的脚。

（4）抓住另一侧助行架把手向前移动15～20cm。

（5）移动对侧的脚。

（6）如此反复，移动助行架两侧，交互式前行。

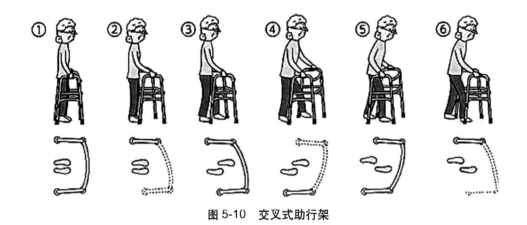

图5-10　交叉式助行架

3. 多功能助行架的使用

（1）使用助行架前，首先检查助行架的支脚垫是否全部平稳地接触地面、定位销是否已固定。

（2）使用助行架时，身体不要过度前倾或后倾，注意保持平衡。

（3）提前或推动助行架前行时，助行架不可距离使用者太远。

（4）迈步时，腿不要太靠近助行架。

（5）使用带轮助行架时，注意前行速度，不可过快。

（6）要避免穿容易松脱的拖鞋和带跟的鞋。

（7）不要在坡面上、楼梯上、不平稳的地面上使用助行架。

（五）正确选择助行推车

1. 轻便小巧型助行推车（图5-11）　小巧型助行推车可折叠，折叠后可自立，不占空间。虽说收纳空间略小，但是外出、需要上楼梯、乘坐电车等交通工具时，轻便单手可提起就很重要。累了也可以翻下座凳随时休息，一般助行车都安装有刹车，避免溜坡或滑动。轻便型适用于经常外出散步的高龄者，外出郊游携带也很方便，中途即便搭乘公共交通也收放自如，轻巧便携。

（1）优点：车体轻巧，可折叠，收纳体积小，狭小空间也可灵活使用。

（2）缺点：收纳物品空间小，一般无扶手。

（3）推荐使用人群：为轻便型车辆，更适合需要经常外出或旅游的人群。

2. 箱式助行推车（图 5-12）　箱式助行推车是在小巧型助行推车的基础上扩大了储物空间，尤其受到经常需要外出购物高龄者的青睐。储物包顶部会做成加硬的，可作为板凳休息。储物包的增大，势必加大了车的体积和重量，中途需要上下楼梯时手提车辆就不是那么方便了。

（1）优点：车体较大，稳定性好，收纳力强，带扶手落座起身更安全。

（2）缺点：车体偏大，整体偏重，在狭小空间不太适合。

（3）推荐使用人群：注重稳定性，需要大收纳包、起身需要扶手助起立的人群。

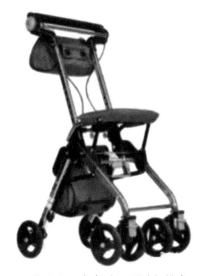

图 5-11　轻便小巧型助行推车

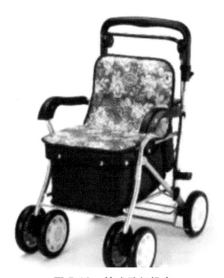

图 5-12　箱式助行推车

3. 中型助行推车（图 5-13）　中型助行推车，顾名思义，车型大小介于轻巧型和箱式助行推车之间，相对更加称手，散步和购物也都可以兼顾，非常适合居家及周边购物者使用。

（1）优点：车体适中，稳定性较好，通常附带购物包和休憩座面。

（2）缺点：旅游携带仍旧略显沉重。

（3）推荐使用人群：需要稳定步态，提高近距离外出行走安全性的人群。

4. 肘撑助行推车（图 5-14）　一般助行推车都是通过双手的手掌抓住车辆握把手向前推行的，如果手掌功能欠缺，无法抓握车把手时，可选择肘撑助行推车，上身可支

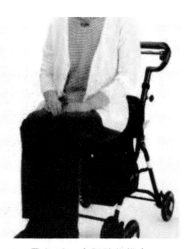

图 5-13　中型助行推车

撑在推车的肘撑上，利用手肘来推行车辆向前。

（1）优点：两种助行方式，适用人群更广泛，稳定性极佳。

（2）缺点：整体车架偏重。

（3）推荐使用人群：手掌抓握力及掌控力弱的人群。

5. 可坐推助行推车（图 5-15） 有需要推车和轮椅两用的人群，既希望通过助行功能，锻炼行走能力，在体力不支的情况下，又能变身为轻便轮椅，让家人推行。一般的助行推车，都可以承受静态下人坐在推车上，但推行时小轮胎的受力度欠缺，不利于推行。同时，一般助行推车没有脚踏板，使患者双脚无处安放，可坐推助行推车完美地解决了这些需求。

（1）优点：推车和轮椅的结合体，远途出行也无忧。

（2）缺点：整体车架偏重。

（3）推荐使用人群：腿部力量弱、不能远距离行走的人群。

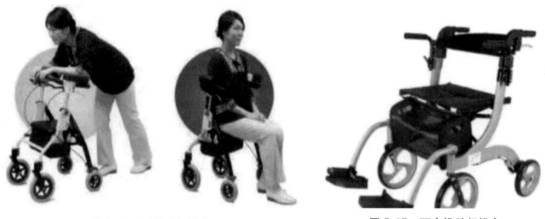

图 5-14　肘撑助行推车　　　　　　　　　　图 5-15　可坐推助行推车

四、协助患者使用轮椅

患者借助轮椅最大限度地增加了活动能力，提高了独立性，减少长期卧床所带来的各种不适症状，帮助患者参与集体活动，提高生活质量，为患者提供行动上的便捷。

（一）轮椅的分类

轮椅按驱动方式可分为手动轮椅和电动轮椅。

（二）轮椅的使用方法

1. 转移　使用前护士检查轮椅的功能是否完好，刹车是否灵便。

（1）自立转移法：护士将轮椅推至床边，与床成 30°～45°，并靠近患者的健侧，固定轮椅，抬起脚踏板，指导患者一手扶轮椅扶手，缓慢从床移动到轮椅上。

（2）协助转移法

1）正面转移法：护士协助患者坐近床沿，患腿向前，健腿靠后，双膝分开与肩同宽，双手交叉放于护士肩膀，身体前倾靠近护士，在护士的协助下站起，护士以自己的身体和患者的健侧为轴心旋转，将患者转移到轮椅上。

2）侧面转移法：护士站在患者的患侧，一手的手心向上扶住患者的患手，另一手扶住患者的腋下或腰部，指导患者用健手扶住轮椅的扶手，以健侧为支撑转身坐入轮椅。

2. 推轮椅

（1）平地推轮椅：患者自然坐位，护士双手扶握轮椅把手向前推行，目视前方，注意观察路况并询问患者的感受。

（2）上坡推轮椅：上坡时护士身体前倾靠近轮椅，后腿用力支撑地面，紧握轮椅扶手向前推行。

（3）下坡推轮椅：下坡时护士将轮椅背向坡道，一边支撑轮椅，一边退行。注意刹车，控制好轮椅下坡的速度。

（4）上台阶推轮椅：上台阶时，护士抬起前轮到下一个台阶后，放下前轮，继续前进。后轮碰到台阶时，一边抬起手柄，一边推行，尽量减少后轮撞击。

（5）下台阶推轮椅：下台阶时，轮椅背向前进方向，护士抬起手柄，慢慢平稳落下后轮。护士抬起前轮向后退，脚踏板和脚尖避免撞到台阶，前轮轻轻落下。

3. 下轮椅

（1）下轮椅时，先刹车，再解开安全带，收起脚踏板，协助老年人站离轮椅。

（2）轮椅使用结束后，折叠收起放于角落，方便下次使用。

（三）轮椅使用注意事项

1. 根据患者身体情况选择大小合适、轻便灵活的轮椅。

2. 使用轮椅带老人外出活动时，需根据天气情况给予适当保暖。

3. 下坡及进出电梯时，均需将轮椅倒置着推，防止患者从轮椅上跌落。

4. 遇到障碍物时需要提醒患者抓紧扶手，护士可轻抬轮椅前轮，以免翻车。

随着全球特别是中国人口老龄化持续发展，以及老年人口的日益高龄化，老年人的日常生活问题变得越来越严重。老年人群往往腿脚不灵便，部分人群需要器械辅助行走，市面上也渐渐出现了各式各样方便老年人出行的助行器。如何在众多助行器中个体化地为老年人选择一款安全、便捷、舒适的辅助用具，真正方便老年人的出行，将是我们进一步落实的工作重点。

第三节　跌倒相关性环境管理

一、概述

随着我国人口老龄化的日趋加剧，养老问题日趋严峻，受传统思想、经济条件、身体状况和地域等因素的影响，居家养老是我国目前最主要的养老模式，适老化的居家配备，可以帮助老年人最大限度地发挥其自理能力，是居家养老安全的保障。适老化居家配备，是指适老化的居家环境和根据老龄化的程度配置一些适老辅具。

二、适老化居家环境配备

适老化居家环境包括老年人住宅内部空间环境和居住区户外环境。其原则是适合老年人的身体功能、行动特点、生活习惯，体现安全性、功能性、舒适性和人文关怀性。

（一）适老化住宅内部空间环境配备

适老化住宅内部空间环境包括入户门、餐厅、客厅、卧室、厨房、卫生间、走廊及阳台等。

1. 入户门

（1）居家老年人入户门须配备无门槛式入户门，保证一定的宽度，方便使用轮椅的老年人出入。

（2）门口配备置物隔板。功能一是方便老年人进门时临时放置物品；功能二是随着年龄增长，老年人的记忆力衰退，放置个性化物品用于提高家门识别性。

（3）入户门配备刷卡式电子门锁（含机械锁孔）可免除老年人对锁孔的烦恼。

（4）配备入户感应灯。开门后，玄关灯自动亮起，免除老年人在黑暗中寻找开关的困扰。

（5）入户门口配备带扶手的换鞋凳，方便老年人换鞋和换鞋后起身。

2. 阳台、客厅和餐厅

（1）阳台与室内衔接处采用无高差衔接，便于轮椅通行；阳台配备吊顶升降晾衣架；在阳台外侧配备排水沟，避免雨水和晾晒衣物的水流入室内。

（2）客厅的茶几和电视柜之间，预留轮椅通行宽度的通道。

（3）客厅沙发背后墙面，配备紧急报警按钮（拉线）。

（4）家具阳角进行倒边（角）或软包处理，降低老年人户内跌倒碰伤风险。

（5）墙面阳角做小圆角处理，降低老年人户内跌倒碰伤风险。

（6）配备坐垫硬度较强的沙发，并增加扶手高度，方便老年人起身。

（7）配备有扶手的餐椅，方便老年人起身。

（8）设置电开关面板、电插座在适宜高度，方便老年人，特别是坐轮椅者使用。

3. 卧室

（1）卧室入口区域预留轮椅360°回转空间。

（2）卧室门净宽能方便轮椅通行。

（3）卧室、客厅等主要空间配置起夜灯，光感控制，便于老年人起夜通往卫生间。

（4）床头配备应急电源及紧急报警装置，应急电源断电后自动点亮，拔下后可做手电使用。

（5）双人床配置分床垫，减少熟睡时翻身带来的相互影响。

（6）配备有上下轨道的衣柜柜门，方便老年人推动；柜门配备拉手，方便老年人开启；柜内的储物功能分割，充分考虑便于老年人取物；上部配备挂衣杆，下部配备抽屉和层板。

（7）双人床两侧床头柜上均配备插座，插座选用三孔插，能插进二相插头。

（8）配备床下有抽屉的床，增加储物空间，并防止鞋子进到床底。

4. 厨房

（1）厨房预留轮椅360°回转空间。

（2）厨房吊柜配备可拉式拉篮，便于老年人与轮椅使用者取物；橱柜门板配备拉手，方便老年人开启。吊柜下方增设加强光源，提供补充光源。

（3）厨房下柜适当抬高，方便轮椅使用者使用。

（4）厨房地柜高度和吊柜高度适宜，方便老年人特别是轮椅使用者使用。

（5）厨房配备移门，方便老年人使用。特别是老年人在厨房昏迷后便于急救。

（6）厨房操作台面配备小翻边，阻挡水流至地面，降低老年人跌倒风险。

（7）配备墙吸式油烟机，防止碰头。油烟机配备电源一键开关，方便老年人使用。

（8）厨房配备带电源插座的开关，免去了厨房电器插头的经常插拔。

（9）厨房配备手动报警设置。

5. 卫生间

（1）卫生间无高差设置，方便轮椅通行。马桶配备扶手。淋浴房配备有手动报警设置的淋浴坐凳。

（2）台盆柜和橱柜高度适宜，方便轮椅使用者使用。

（3）台盆柜配备可翻转层板，创建可变空间，平时作储物间，若有轮椅使用者使用时，调整为便于轮椅使用者使用的形式。

（4）卫生间镜柜、玄关柜等处配备亮光源。

（5）卫生间配备电取暖片，提高冬季使用舒适度。

（二）适老化住宅区室外环境配备

适老化住宅区室外环境配备，可在保障老年人无障碍安全出行的基础上，尽可能多地满足老年人居住生活的多层次需求，即从健康安全到社会交往和自我实现的情感诉求，为老年人创造更多更好的休闲和交往空间，帮助他们走出身体功能下降、社会地位丧失和家庭联系减少等困境，从而营造积极向上的社区氛围。住宅区户外环境中，老年人最常使用的通常有以下 6 类活动空间：活动区、散步道、小型交流场所、安静休息区、儿童游乐区、停车空间。

1. 活动区　老年人要保持健康的身心，一个重要的途径就是走到户外，与阳光、新鲜空气亲密接触，开展丰富多彩的文体活动，从而达到强身健体、愉悦心情的目的。活动区的设置，正是为老年人开展这类活动提供一个较大的敞开空间，是居住区户外环境中最重要、也是从适老化角度而言最不可或缺的一种场地。

（1）居住区中应至少配备 1 ～ 2 个具有一定规模的完整广场，使老年人能够开展一些主题活动，如跳舞、打太极拳、做操等。

（2）场地的位置距离楼栋不要太近，以免影响其他居民的作息。可以设置在居住区边缘地带，或住宅楼栋的山墙侧边。

（3）不同活动主题的各类场地可以相邻布置，方便活动者"串场"，场地之间既能互相看见，又应适当避免相互间的声音干扰。

（4）场地旁应设置有休息座椅和放置物品的台面，并宜配置电源，最好在老年人的视线范围之内，为老年人存放物品和挂放衣物提供便利。在场地内预留电源插口，供播放跳舞曲目使用。

（5）考虑场地朝向和周边绿化的布置，为活动区提供更多的荫凉，避免阳光直射。例如，将高大落叶乔木，重点种植在跳舞场地的东西两侧，保证夏季场地早、晚大部分时间处于树荫中，冬季则由于树叶掉落而拥有较好的阳光照射。

（6）场地朝向应考虑光线、风向等条件，还应方便旁人观看与加入。例如，考虑到大部分集体活动的开展时间为早上或傍晚，避免阳光影响视线，领操台或表演台的位置避免东西朝向。

（7）场地铺设应注意平整、防滑，并考虑某些特殊活动的需求。

（8）健身器械区，应主要配备运动量较小的健身器械，以更好地满足老年人健身需求。同时，健身器械区宜结合儿童活动场地设计，方便老年人看护儿童的同时锻炼身体。

2. 散步道　独立于机动车道的散步道，能满足老年人快步健身或休闲漫步的需求，同时还能欣赏景致、偶遇朋友。

（1）散步道应长而循环，围绕景观区布置，并途经主要活动区，创造机会来促进老年人之间的交流，使老年人能在散步、购物途中遇到熟人、打招呼。

（2）散步道应与居住楼栋的单元门口有良好的衔接，方便老年人出入。

（3）步行道路在长度及步行难度方面应具备多样性，让老年人根据自身情况选择。

（4）散步道两旁的植物应多样有趣且不过于密集，保持视线畅通，有利于增加老年人的安全感。

（5）避免漫长而笔直的步行路线，在适当的距离应配备休闲座椅，方便老年人停留休息。

（6）路面必须保证无障碍，并保持在社区内部的连续性，还要做好雨雪天气的防滑处理。对于比较长而且有坡度的起伏地面，必要时需配备扶手。

（7）根据场地条件，部分散步道可以设置成联系各楼栋和社区服务设施之间的带遮蔽的连廊，方便老年人在各种气候条件下的出行活动。

（8）散步道岔口不宜过多，沿路设置明确的标识，以免老年人迷路。

3. 小型交流场所　闲聊和棋牌等小型社交活动有助于让老年人重新融入社会，并自我认同。居住区内的小型交流场所，不仅需要满足这类社交活动的开展，还需要考虑在其周边为更多的旁观者和潜在参与人群提供空间。

（1）小型交流场所应注意日照、风向及道路等因素的影响。例如在某些道路转弯处可适当放大空间，以方便老年人停留和交流。

（2）小型交流场所宜配备桌椅以方便老年人打牌、下棋。在桌椅的设置上，考虑到老年人经常扶着桌子辅助起坐或保持身体平衡，应注意设施的稳固性。为防止老年人磕碰受伤，桌椅的边角应做成圆角形式。

（3）通道空间大小应考虑坐轮椅老年人的通行使用。

（4）桌下空间高度应保证老年人（注意：坐轮椅老年人）的腿部可以方便插入。

4. 安静休息区　应配备安静的休息区，以方便老年人进行较为安静和私人的活动（如休息、聊天、晒太阳或观望等）。

（1）老年人喜欢坐着观望，因此在景观较好或者人流活动频繁的地方，应配备一些相对安静的区域，吸引老年人休憩观景。

（2）安静休息区距离主要步行道不宜过远，应保证与邻近步行道上行人的视线联系，以利于发生危险时能及时被发现。

（3）场地布置应满足向阳挡风的要求，例如在休息区后面设置挡风墙，高度以过人为宜。如有廊架空间，则可以结合柱子布置局部墙体，以达到挡风的效果。

5. 儿童游乐区　老年人往往是儿童在小区内活动时最主要的监护者，儿童游乐区也因此成为那些看护儿童的老年人活动的重要场地。因此在场地设计上要充分考虑儿童和老年人的互动关系，在强调安全性的同时，为老年人照顾儿童提供便利。

（1）儿童游戏器具旁边应配备休息座椅，方便老年人监护儿童，并提供老年人交流谈话的场所。

（2）儿童游乐区可与老年人活动场地结合设置，便于老年人在活动的同时对儿童进行看护。

（3）儿童游乐区不宜配备水体，如配备，应在附近加设护栏等防护设施，以降低安全事故的发生概率。

（4）器具和场地应防止老年人磕碰、绊脚，保证使用安全。

6. 停车空间　配备停车空间，以满足老年人出行辅助工具如自行车、三轮车、电动车等车辆的停放。

（1）在各楼栋单元出入口附近，配备专用的非机动车停车空间。可以单独配备半地下停车空间，或带遮阳设施的停车场地，或选择配备在山墙面附近。

（2）如果楼栋入口场地有限，也可以将一些小型路边空地或口袋空间开辟为停车场，可以结合休闲空间设置，以提高人们对于这部分空间的使用意愿。

（三）居住区户外设施及园林要素适老化配备

1. 地面铺装　老年人动作较为迟缓，且骨质疏松，稍有不慎容易跌倒摔伤，带来严重后果。因此，需要高度关注地面铺装材料和铺装方式。居住区室外集中活动场地的地面铺装，应选择表面均匀、防滑、无反光、透水性好、平整度高、富有弹性的材料。大面积的活动场地，应保持地砖之间的接缝小而平坦、过渡自然，不宜使用接缝过大的材料。对于坡道铺装，需要避免过度的防滑处理，如切割过大、过深，会给轮椅及拐杖的使用造成不便，并易发生绊脚的危险。应选用吸水或渗水性较好的面材，如透水砖等。

2. 绿化和水体　亲近自然是老年人的普遍喜好，良好的绿化和水体设计能在很大程度上提升老年居民的愉悦度。老年人视力普遍下降，对于他们而言，花朵和果实形态较小的植物，观赏性将大大降低。可配备一些花、叶、果较大的景观植物，例如马褂木、玉簪、向日葵等，以吸引老年人的注意。

3. 活动场地周边植物配置　应避免过度密集，防止遮挡场地与周边地带的视线联系。让其他活动者能方便地看到户外活动的老年人，有助于在老年人出现意外情况时及时救助。

4. 水池、花池等景观处　要便于坐轮椅老年人接近、观赏。

5. 休息座椅　在各类老年人活动场地中休息座椅必不可少，为老年人提供停留、休憩、交流和思考的空间。可设置在热闹的场所，座椅面向人流、活动场地摆放，老年人可以坐在那里观看别人活动。可利用植物及景观构筑物进行遮阳，或者配备一些可移动的遮阳伞，同时配备有靠背和扶手的长条座椅，便于使用者交流和搁置物品，亦可在座椅旁配备平台。座椅边要留出轮椅空间，可以让使用轮椅的老年人参与到交谈中。

6. 标识系统　考虑到老年人记忆力和空间辨识能力的衰退现象，在居住区内部一些重要的活动场地或路口地带，都需要设置清晰明确的标识系统。标识系统应清晰、明确，字体尺寸要大，便于老年人识别。标识物表面不宜采用反光材料，以免眩光。标识系统在使用颜色作标识时，亦选用黄、橙、红等亮色，不要使用老年人不易识别的蓝、紫色系，字体与背景要有强烈对比，标识牌的高度要适宜，要同时兼顾站立老年人和使用轮椅老年人。为方便老年人夜间观看，部分标识物要考虑夜间照明，例如门牌号等。

7. **其他设施**　老年人由于身体原因，如尿频尿急、视力变弱等，对公共卫生间、照明装置等公共设施的需求度相应增加。调查发现，不少老年人因为担心活动时无处上厕所，整个活动过程，甚至之前的一段时间内都不敢喝水，这给他们的身心带来了很大负担。

（1）在较大规模的集中活动场地附近，宜设置公共卫生间，以解决老年人的后顾之忧。

（2）除常规必须设置的道路路灯外，对于存在高差及材料变换的场地，例如台阶等地方，除设置警戒色外，必须配备局部重点照明。居住区日常活动场所内，在夜间不能出现明显的阴暗区域。

三、适老化居家辅具配备

适老化辅具主要是指老年人克服一定环境障碍及身体障碍、发挥老年人原有基础功能的工具。适老化辅具在保障老年人安全的前提下，减轻护理强度，提高效率，最大限度地发挥老年人的自理能力，维护老年人的尊严，帮助老年人回归社会、幸福地安度晚年。

适老化居家辅具主要包括适老化功能床、适老化功能轮椅、适老化坐便椅、适老化功能坐浴椅、家用医疗器械、可穿戴设备等。

（一）适老化功能床

适老化功能床的助力侧护栏，对于老年人上、下床起着支撑和保持平衡的作用，在老年人防跌倒安全方面起到重要作用。同时，功能床的升降和移动功能可以减轻护理人员的护理强度，提高护理效率。

（二）适老化功能轮椅

适老化功能轮椅，可以帮助依靠轮椅护理的老年人，借助于轮椅进行身体锻炼和参与社会活动。

（三）适老化坐便椅

适老化坐便椅，可以为有移动功能障碍的老年人实现排泄自理，保护了老年人的隐私，维护了老年人的尊严。

（四）适老化功能坐浴椅

适老化功能坐浴椅，可以防止老年人沐浴时跌倒，并且实现了老年人的沐浴自理，保护了老年人的隐私，维护了老年人的尊严。

（五）家用医疗器械

家用医疗器械，顾名思义，就是主要适用于家庭使用的医疗器械。它区别于医院使用的医疗器械，操作简单、体积小巧、携带方便是其主要特征，特别是对于一些患有慢性病老年人的家庭更为实用，可随时体察患者情况，提醒患者及时就医。

（1）红外线体温计：适合发热的居家老年人监测体温。

（2）电子血压计：适合患有高血压的居家老年人监测血压。

（3）电子血糖仪：适合患有糖尿病的居家老年人监测血糖。

（4）家用氧气：适合需长期氧疗的患有 COPD 的居家老年人使用。

（5）家用吸痰器：适合长期卧床、痰液较多、咳嗽无力的居家老年人使用。

（6）家用无创呼吸机：适合患有 COPD 或睡眠呼吸暂停综合征的居家老年人使用。

（六）可穿戴设备

可穿戴设备，即直接穿在身上，或是整合到用户的衣服或配件上的一种便携式设备，是智能化居家养老的一种体现，既能满足老人对"家"的需要，又能满足子女对老人"安全"的需要，从而最大限度地提高老年人的生活质量，提升老年人的幸福指数。

总之，适老化居家配备是居家养老的保证。当然除了以上所述的适老化配备外，更重要的是子女对居家老年人的陪伴和精神情感上的关爱。

第四节　跌倒相关的日常行为管理

一、概述

衰老是正常的生理过程，可导致人体生理功能和形态发生改变，老年人应以积极的心态接受和逐渐适应这一自然过程，根据身体情况主动调整行为习惯。日常生活中要放慢速度，不急于转身、站立、开房门、接电话、去卫生间等。行动能力下降时主动使用辅助用具。不做站立穿裤、登高取物、剧烈运动等危险行为，同时要选择有利于老年患者运动康复的训练项目，以达到增强肌肉力量、提高平衡能力、积极预防跌倒事件发生的目的。

二、损伤关节的行为

（一）下蹲

陆地上所有剧烈的跑、跳运动，都会加重对膝关节的磨损，尤其是下蹲动作，对膝关节磨损最大，特别是髌骨已经损伤的人群，应减少下蹲动作。

（二）爬楼

上楼主要是肌肉力量，而下楼主要是靠股四头肌收缩，牵拉髌骨沿股骨运动，对膝关节磨损严重。所以对于老年患者而言，能乘坐电梯时就不要走楼梯；必须爬楼时，一定要注意，上楼梯时要扶着栏杆，不要跨步上楼，等双脚全部在同一台阶后，再走下一步。

（三）跪着擦地

跪着擦地时，髌骨的压力会施加在股骨上，髌骨与股骨之间的软骨直接压在地面上，时间长时，膝关节就无法伸直，患者无法起身站立。

（四）水泥地上跳绳

关节软骨的作用主要是缓冲运动时两骨之间的压力，以保护骨骼。水泥地质地较硬，在水泥地上跳绳时，从地面传导回来的反作用力对膝关节损伤巨大。

（五）长时间伏案

长时间伏案肌肉容易僵硬，从而对骨骼和关节的保护作用下降，容易损伤骨关节。

三、有利于养护关节的行为

（一）减肥

体重过大的患者，在进行跑步、跳绳等运动时，膝关节负重增加，对膝关节的磨损严重。

科学减肥减轻体重，对膝关节有着重要的养护作用。

（二）游泳

游泳时人体与地面呈平行状态，膝关节负重减轻，即使不会游泳的患者，利用水的浮力也可减轻体重，会降低对膝关节的磨损。

（三）适量补钙

牛奶及豆制品内含钙质丰富，且利用率高，可适当增加摄入量。经常参加一些户外运动，增加阳光照射及补充维生素 D，有利于钙质吸收。

（四）养成良好的习惯

女性患者不要长时间穿高跟鞋，尤其是老年患者应穿松软、防滑、鞋底有弹性的运动鞋，有弹性的鞋底可以减轻重力对膝关节的冲击，从而减轻关节磨损。同时，老年患者不宜提重物、不宜爬高、不宜搬重物，以免造成关节损伤。

四、适宜老年患者的运动

（一）后背肌肉抗阻力训练

利用自身体重作为阻力的后背肌肉力量训练，有利于保持直立姿势，可以在床上或地板上做；每个动作保持 5 秒，然后休息 10 秒，做 2 组，每组重复 8 ～ 10 次；循序渐进，待适应后，可在背部或足踝处增加重物，增加训练效果。

1. 用前臂推压地板，轻轻抬起后背、颈部和头部（图 5-16）。

2. 前臂在身体侧方，轻轻抬起后背、颈部和头部（图 5-17）。

3. 俯卧在地面，缓慢交替抬起下肢（图 5-18）。

（二）平衡训练

1. 一只脚的脚跟对着另一只脚的脚趾站立，保持 10 秒，休息，重复 5 次（图 5-19A）。

2. 用一只脚的脚跟对着另一只脚的脚趾走"一字步"，连续 10 步，重复 5 组（图 5-19B）。

3. 患者手扶椅背或墙面固定，保持直立，双腿交替摆动 10 次（图 5-19C）。

（三）运动注意事项

1. 运动前要做至少 10 分钟的热身运动，热身运动通常包括行走、踏步、侧向跨步、活动身体和拉伸四肢大关节运动。运动结束后要缓慢、轻柔地进行肌肉拉伸运动，可以防

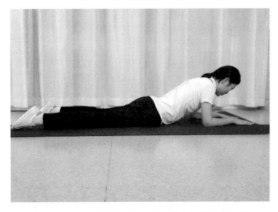

图 5-16　后背肌肉阻力训练（头颈部训练）

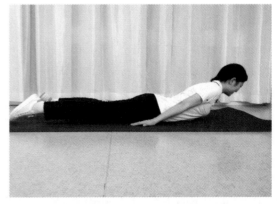

图 5-17　后背肌肉阻力训练（前臂在身体侧方）训练

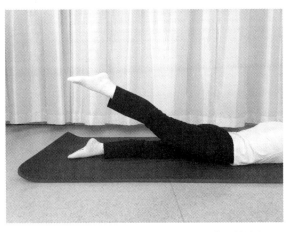

图 5-18　后背肌肉抗阻力训练（双下肢交替抬起）

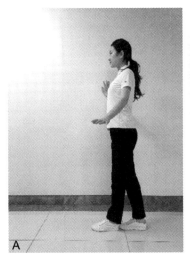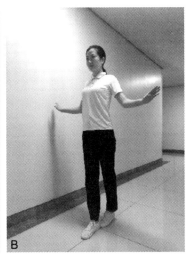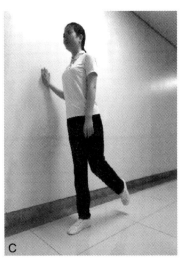

图 5-19　平衡训练

止运动损伤、提高身体的柔韧性，如拉伸大腿前后侧的肌肉，每个动作保持 8 ～ 10 秒。为了保证安全、确保平衡，做热身和拉伸运动时，患者可手扶椅背或靠墙角。

2. 运动时要穿舒适的平底鞋或运动鞋，穿宽松的运动服。活动空间要宽敞，温度、湿度适宜。患者不可盲目地进行不熟悉的运动，要从熟悉的运动开始，逐渐增加运动强度。运动后 1 ～ 2 天可能出现肌肉僵硬，属于正常状态，说明运动效果良好，但是如果患者出现持续疼痛，可能存在运动损伤，需要及时就医。若患者已被诊断为骨质疏松症，开始运动前建议咨询医师骨折的风险及合适的运动方法。

3. 进行负重运动才能刺激骨质增加，而通常能提高心肺功能的有氧运动，如游泳和骑自行车等，并不能对骨密度造成明显影响。为了达到训练效果，需要患者培养规律的运动习惯，每次至少 30 分钟，每周至少 5 次。

第五节 失独老人跌倒风险防控

一、概述

失独老人是指60岁以上，失去独生子女，未再生育或领养的老年人。随着计划生育政策的贯彻落实，在国家实现资源优化配置和资金积累的同时，衍生了"失独老人"这一特殊群体。失独老人由于失去唯一的孩子，存在着对既定事实的否认和对社会交往的恐惧，长期沉浸在悲伤和痛苦之中，行为上主动隔绝亲朋好友的支持与帮助，生活上面临着生理、心理、就医、基本生活照料等方面的困境。随着年龄的增长，失独老人身体素质日渐下滑，心理上又会由于失去孩子而处于崩溃的边缘，在生理和心理的双重打击下，失独老人的健康状况严重受到威胁，日常生活中的风险意外发生率也会不断攀升，而跌倒则是失独老人最常见的意外不良事件。

二、失独老人面临的困境

（一）生理方面

1. 健康　老年人常伴有"三高"问题，深受糖尿病及心脑血管疾病等慢性病的困扰。当失独老人出现头晕、耳鸣、头痛等疾病预警时，往往不够重视，认为这都是小问题，正是因为失独老人健康管理意识薄弱，患病未及时诊治，从而增加了日常生活中跌倒的风险。

2. 睡眠　失独老人到了晚上经常会想起自己的孩子，时常因惦念孩子而无法入睡。长期处于这种状况，对于60岁及以上老年人来说，身体承受着巨大的考验和挑战，会导致失眠或生物钟紊乱，严重影响失独老人的健康状况。同时，也会因为夜间失眠，起夜增多，增加了夜间跌倒的风险。

3. 体力　老年人因身体功能逐渐衰退，体力大不如年轻人，部分老年人由于疾病无法很好地照顾自己，从日常的洗衣做饭，到家里需要置换家用物品，各种琐碎的事情都需要亲自解决，体力的不支更给失独老人带来极大的烦恼，长期处于过度劳动中，使他们的身体处于极度耗竭的状态，身心疲惫，身体功能下降，活动能力减退，跌倒风险增加。

（二）心理困境

1. 长期心情压抑，情感脆弱，注意力变窄　失独老人由于子女的离世，心理上承受着巨大压力，往往表现为孤独、敏感，别人提及自己的孩子时经常会落泪。在孩子去世的开始阶段，他们陷入了极度的悲伤甚至极度抑郁中，并伴有严重的恐惧障碍，他们恐惧各种因素包括：恐惧见到单位的老同事、恐惧见到亲戚、恐惧下楼时遇见邻居、恐惧独自出行。因对各种情况的恐惧，他们整天心情压抑，无时无刻都在小心翼翼，生怕别人提及有关孩子的问题。他们的精神极度敏感和脆弱，很多时候别人无意间的一句话会让他们伤心很久。他们的情绪极不稳定，经常会有各种负面情绪。失独老人的精神处于极度紧绷的状态，注意力变窄，长期处于这种状态，对老年人的身体健康非常不利，同时也会增加跌倒等意外事件的发生。

2. 对外界产生自闭，社会交往断裂　失独老人经历子女离世后，一部分人会将这种痛苦内化，在心里默默承受，拒绝和别人交流，不愿意接触外界的人和事物，不愿与人来往，并出现回避倾向，对于他人的邀请再三拒绝，似乎对一切都失去了兴趣，认为"孩子不在了我去做什么，去了只会让大家难堪"。长此以往，失独老人与外界交往的频率降低，与社会互动减少，与其他群体之间形成了一道不可逾越的鸿沟。如果失独老人一直以这种状态生活，必然会与正常的社会生活产生距离，与社会脱节，所以当他们发生跌倒等意外情况时，也得不到他人的及时帮助，可能会加重跌倒的影响，甚至会因此而丧生。

（三）就医困境

失独老人由于身体衰老且无人陪伴，就医成为他们最关心的问题，对于那些身体不方便的失独老人而言就更是难上加难，现阶段，医院无论是看病还是住院，都需要遵循流程及预约制度，如果面临需要手术的时候，手术前必须有家属签字，这些看似平常且合理的要求，却难坏了失独老人。不仅如此，在日常就医的过程中，老人也经常遇到各种不便。最让老人感到困难的还不是这些看病流程，失独老人最担心的是，突发疾病或者意外时，如跌倒等，身边没人能知道，不能及时就医而延误病情。

（四）基本生活照料困境

失独老人对于衣食住行和看病的基本需求十分明显，普遍存在老无人养、病无人护、终无人送、葬无人祭的担忧。失独老人基本生活照料比较单一，以家庭照料为主，目前多数生活照料的提供方是配偶或自己，所以生活照料的需求非常迫切。在日常生活中难免会有需要登高取物、提重物这样的事情，如果此过程中没有专人提供帮助，跌倒的风险也会大幅度的升高。

三、失独老人跌倒风险的评估

1. 年龄评估　评估失独老人的年龄，年龄 ≥ 65 岁，有跌倒风险。

2. 病史评估　评估失独老人在过去的 3 个月内有无发生跌倒的病史。

3. 疾病评估　评估失独老人有无外伤、出血、手术后及各类疾病引起的虚弱无力、眩晕。

4. 活动能力评估　评估失独老人有无活动受限、退行性病变、脑血管病后遗症、残障等引起的行动不稳、感觉运动功能障碍等情况。

5. 视觉评估　评估失独老人有无视物不清、视野缺失、偏盲等情况。

6. 用药评估　评估失独老人近期有无使用麻醉、镇痛、镇静、催眠、降血糖、降血压、利尿药物。

7. 精神状态评估　评估失独老人有无各种原因引起的嗜睡、模糊、定向力失常、躁动、精神衰弱等情况。

8. 生理评估　评估失独老人有无头晕、耳鸣、头痛、睡眠障碍、夜游症等。

9. 心理评估　评估失独老人有无抑郁情绪、精神极度紧张、注意力变窄等。

10. 就医情况评估　评估失独老人就医能力，能否在发生跌倒时及时就医，有无存在就医困难。

11. 生活能力评估　ADL 评估失独老人生活自理能力情况，生活中是否存在照料困难，有无过度劳动的情况。

12. 其他 评估失独老人是否有长期卧床开始下床活动的情况。

四、失独老人跌倒的预防措施

1. 使失独老人掌握防跌倒的注意事项和方法：下床、行走、移动、如厕时有人陪同，失独老人行走时应穿防滑的拖鞋，外出时不可穿拖鞋；裤脚长度不超过脚面。

2. 教会失独老人使用紧急呼叫的方法，并告知老人应随身携带手机等通信设备。

3. 若失独老人使用特殊药物时，向老年人讲解药物的不良反应和注意事项。

4. 将生活物品放置于失独老人随手可取之处，避免登高取物等危险活动。

5. 教会失独老人"三步"起床法，每一步至少30秒，即醒后先平躺30秒，坐起30秒，站立30秒后，无不适再活动。

6. 若失独老人卧床超过1周，在下床时确保有人陪护。

7. 室内防止放置过多杂物，避免活动时被绊倒。

8. 室内保持一定的照明光线，尤其是夜间，要有地灯照明。

9. 室内地面应做防滑处理，如地面上有水渍、湿滑要及时处理，告知失独老人要避让。

10. 告知失独老人，当出现头痛、耳鸣、眩晕等不适症状时，应及时就诊，若就医困难应及时向社区求助。

11. 鼓励失独老人多参与社会活动，也可在政府组织的帮助下成立失独老人群，让这一特殊群体的老人抱团取暖。

五、案例分析

（一）病例介绍

王奶奶，78岁，3年前唯一的儿子意外离世，目前和82岁的老伴儿一起生活，既往有高血压、糖尿病、冠心病、白内障病史，服用苯磺酸氨氯地平、二甲双胍、呋塞米等药物。近日王奶奶的老伴儿生病，王奶奶主诉："前几年我还能照顾自己，这几年上下楼都费劲了，下楼买个菜，一路上要歇四次，现在老伴儿病了，每天没日没夜地照顾他，给他换尿布、翻身，他160斤的大个子，每次累得我直发抖"。

（二）跌倒风险评估

1. 失独老人高龄。

2. 多种疾病：高血压、糖尿病、冠心病、白内障。

3. 多重用药：苯磺酸氨氯地平、二甲双胍、呋塞米。

4. 视觉障碍：白内障病史。

5. 生活自理能力下降：生活中存在照料困难，有无过度劳动的情况。

（三）跌倒风险的防范措施

1. 多学科会诊，分析病情及用药情况。

2. 向失独王奶奶讲解用药的副作用和注意事项。

3. 向失独王奶奶介绍向社区求助的方式。

4. 教会失独王奶奶使用辅助用具。

5. 教会失独王奶奶照顾患者的节力方法。

第六节　独居老人跌倒风险防控

一、概述

独居老人是空巢老人中的一种，指既没有子女照顾，也没有老伴陪伴的孤寡老人。我国近 50% 的老年人属于城乡空巢家庭，据 2016 年的统计数据表明，其中的独居老人数量已高达 0.2 亿。目前我国已进入轻度老龄化时代，独居老人占老年人口的比例在不断扩大。独居老人不同于低、中龄老人，因为其丧偶率、生理功能退化程度更高，日常照护、心理慰藉、安全方面的问题层出不穷，逐渐成为社会中急需关注的弱势群体。有关调查结果显示：老年人居家最常见的安全问题是跌倒，约占总安全事件发生率的 31.26%。跌倒是我国 65 岁以上老年人死亡的首位原因。因此，预防独居老人跌倒事件的发生，将是独居老人居家安全管理中的重中之重。

二、独居老人跌倒的相关风险

（一）疾病因素

独居老人的常见慢病患病率高达 80.7%，其中高血压、冠心病、糖尿病、关节炎、白内障等慢性病发病率相对较高，头痛、头晕、胸痛、关节活动不便、视物不清等使跌倒风险增加的主要症状，发生率也在不断升高，且老年人免疫力低下，对疾病的抵抗能力弱，容易发生交叉感染。

（二）用药因素

老年人对药物的耐受性和敏感性与成年人不同，很容易发生不良反应。独居老人年龄大、记忆力下降，且身边无人提醒照顾，错服、漏服、过期服药的情况时有发生，不规律服药使老年人的血流动力学稳定性下降，跌倒意外发生率大大增加。

（三）生活因素

独居老人年龄大，四肢活动不便，自理能力下降，在上下楼梯、活动运动中跌倒的风险也大大增加。

（四）环境因素

室内光线太暗或太亮、地面太光滑、门槛过高、过道障碍物过多、沙发和床太软太低、不稳定的家具、马桶太低没有扶手、线路杂乱等都增加了独居老人室内活动中跌倒发生的风险。

三、独居老人跌倒相关因素评估

1. **年龄评估**　评估独居老人的年龄，年龄 ≥ 65 岁，有跌倒风险。

2. **病史评估**　评估独居老人在过去 3 个月内有无发生跌倒的病史。

3. **疾病评估**　评估独居老人有无外伤、出血、手术后及各类疾病引起的虚弱无力、眩晕。

4.**活动能力评估**　评估独居老人有无活动受限、退行性病变、脑血管病后遗症、残障等引起的行动不稳、感觉运动功能障碍等情况。

5.**视觉评估**　评估独居老人有无视物不清、视野缺失、偏盲等情况。

6.**用药评估**　评估独居老人近期有无使用麻醉、镇痛、镇静、催眠、降糖、降压、利尿药物。

7.**精神状态评估**　评估独居老人有无各种原因引起的嗜睡、模糊、定向力失常、躁动、精神衰弱等情况。

8.**其他**　评估独居老人是否为长期卧床开始下床活动的情况。

四、独居老人跌倒防范的相关措施

1.教会独居老人识别自身疾病、环境的危险因素，向独居老人耐心讲解预防跌倒、居家安全的自我管理、改善的内容。

2.有多种疾病的老年人避免错服、漏服、重复服药的情况发生，可用手机备忘录或闹钟提醒，也可以采用分药盒分装，还可以让子女或邻居帮忙制作简易的用药台历。若条件允许，可以购买服药机器人来提醒独居老人服药。

3.指导独居老人向社区说明情况请求帮助，必要时可将钥匙交给信得过的邻居，让邻居每天都能过来看一眼老人，以备在独居老人发生危险时能尽早发现。

4.可在卫生间、厨房、客厅、卧室等容易发生跌倒的地方安装固定电话、分机或报警器，向独居老人宣教跌倒的应急预案，当发生危险时马上启动应急预案，及时就医。

5.若独居老人行动不便，可在卫生间、淋浴室、室内通道安装扶手，淋浴室可铺设防滑垫，并安装淋浴座椅，避免淋浴时虚脱无力跌倒。

6.制作"三步"起床法的不干胶贴纸，贴于独居老人的床头。制作"小心地滑"的不干胶贴纸，贴于独居老人的卫生间和玄关处。

7.协助独居老人使用智能穿戴设备，做好日常的健康监测和应急状态下的报警工作。

五、案例分析

（一）病例介绍

王爷爷，男，68岁，北京人，独自生活。王爷爷的外孙不到1岁，女儿和女婿都要上班，老伴儿被请过去照顾外孙。王爷爷既往有高血压、脑梗死、前列腺增生、睡眠障碍等病史。服用硝苯地平缓释片、阿司匹林、硫酸氢氯吡格雷、酒石酸美托洛尔、螺内酯、非那雄胺、艾司唑仑等药物。近日，王爷爷患上呼吸道感染，饮食不佳，周身无力。

（二）跌倒风险评估

1.独居老人高龄。

2.多种疾病：高血压、脑梗死、前列腺增生。

3.多重服药：硝苯地平缓释片、阿司匹林、硫酸氢氯吡格雷、酒石酸美托洛尔、螺内酯、非那雄胺。

4.服用易致跌倒的相关药物：降压类、利尿类、助睡眠类药物。

（三）跌倒风险的相关措施

1. 积极治疗上呼吸道感染，必要时及时就医补液等对症治疗。

2. 及时通知家属，加强陪伴看护。

3. 多学科会诊，分析病情及用药情况，适当调整用药种类和时间。

4. 睡前服用催眠药时，做好洗漱、如厕等准备，上床后服用。

5. 建议床旁放尿壶，避免夜间活动增加跌倒风险，必要时呼叫家人协助。

6. 体位变换时动作缓慢，起床遵循"起床三部曲"。

7. 活动不便时应使用助行设备。

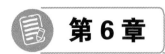

第6章 防跌倒运动方案

第一节 肌 力

一、肌力与跌倒之间的关联

《中国发展报告2020：中国人口老龄化的发展趋势和政策》明确提出，"十四五"规划期间，中国将逐步进入老龄社会，老年人口将突破3亿，其中65岁以上的老年人口达到1.5亿。在我国，老年人跌倒的发生率约为30%，也就是说每10个老年人中就有3人发生过跌倒。跌倒往往会引发骨折、重度软组织损伤，除了直接损伤外，疗养阶段带来的肺炎、血栓等并发症已成为老年人群发生伤残和死亡的重要原因。跌倒发生率高、后果严重，老年人跌倒预防问题亟待解决。

跌倒的发生不是某一因素单独决定的，往往是多种因素综合作用的结果，可以分为内因和外因。社会因素、环境因素都可以算作外因。如行走楼道中昏暗的灯光，步行途中的障碍物甚至坑洼。在居家环境中，调整家具的位置和高度，在卫生间增设扶手和防滑垫都能有效降低跌倒的发生率。老年人的教育背景、收入情况及社会交往情况等都被认为是对跌倒有影响的社会因素。内在因素包括由于衰老带来的步态稳定性下降和平衡功能受损，骨骼肌肉系统的退化问题。脑卒中、帕金森病、白内障、偏盲、青光眼、晕厥、眩晕等疾病也会增加跌倒的风险。药物也会影响人的精神状态，进而对步态、平衡产生改变。

老年人常出现走路时脚拖地、走路步速减慢、走路不稳等情况，都与肌肉骨骼系统的退化有关，随着年龄的增长，肌肉力量及耐力都出现了明显的下降。肌肉骨骼方面的退化可以通过运动进行改善，延缓衰退，提高老年人的功能，降低跌倒风险。下肢肌肉力量及核心力量都应加强。

二、下肢肌肉力量训练

在引起老年人跌倒的因素中，下肢肌肉力量占据着绝对重要的位置，腿部肌力减退是跌倒发生最显著的危险因素，能够大幅增加跌倒发生的相对危险度，所以需要对腿部力量进行针对性练习。本节按照下肢不同的关节及动作难易程度分别进行力量训练的介绍。

（一）髋关节周围力量训练

髋关节是下肢主要的承重关节，是典型的球窝关节，由于关节窝深，故又称为杵臼关节，由髋骨的髋臼和股骨头构成。髋臼和股骨头都被关节软骨覆盖，在负重处关节软骨较厚。髋关节有 3 个运动轴，能进行屈曲、伸展、内收、外展、内旋、外旋 6 个方向的运动。在跌倒预防中，能够通过髋策略调整重心来维持平衡，预防跌倒的发生。

1. **屈髋肌群的组成及训练**　负责髋关节前屈的肌肉主要有髂腰肌、股直肌、缝匠肌。屈髋训练可以帮助患者增加屈髋的力量，以便完成步行、上下楼梯时必要的髋关节活动。训练应当循序渐进，根据患者的能力逐步增加训练难度。

（1）初始训练：仰卧屈髋。患者取仰卧位，将双腿放置在瑜伽垫上，屈髋抬腿，将腿向胸口方向贴近。根据患者自身能力可选择使用弹力带增加阻力（图 6-1）。

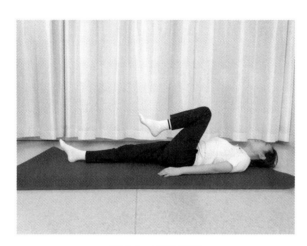

图 6-1　仰卧屈髋

（2）进阶训练

1）坐位屈髋：患者坐在椅子上，选择的椅子高位不宜太低，应使得双脚可平放于地面上。患者躯干保持正直，双手放于身体两侧，可略做支撑，维持躯干的稳定。要求患者主动屈髋至最大角度，在最高点停留 5～10 秒，然后缓缓放下（图 6-2）。

2）坐位抗阻屈髋：当患者肌肉力量较强时，可通过在大腿上绑沙袋或弹力带的方式增加阻力，实现训练的进阶。以上动作进行时注意保持躯干正直，不要后倾（图 6-3）。

3）站立位屈髋：患者取站立位，单腿支撑，可双手扶墙，防止跌倒。另一侧腿向上屈髋屈膝抬起，动作缓慢有控制地进行，注意不要甩腿。当患者可以比较轻松地完成上述动作时，可以在下肢增加沙袋或弹力带以提供阻力，进行抗阻训练（图 6-4）。

2. **髋关节伸展肌群训练**　伸髋肌群主要为臀肌，臀肌又可分为臀大肌、臀中肌和臀小肌。伸髋肌收缩时可使大腿在髋关节处伸展。

（1）初始训练：俯卧位伸髋练习。患者的体位及起始姿势同上，向后伸展一侧下肢，使下肢抬离瑜伽垫并在最大用力处保持 5～10 秒，注意骨盆及躯干不要离开瑜伽垫，避免动作在腰椎上的代偿（图 6-5）。

（2）进阶训练：站立位伸髋练习。患者取站立位，双脚分开与肩同宽，双手置于髂嵴处。练习侧向后伸展，在末端保持 5～10 秒，然后缓慢放回。在髋关节后伸过程中，注意躯干姿势的保持，避免躯干前倾代偿。能力较强者可在脚踝处加弹力带进行阻抗训练（图 6-6）。

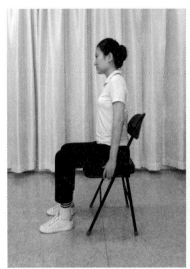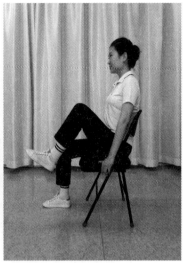

图 6-2　坐位屈髋

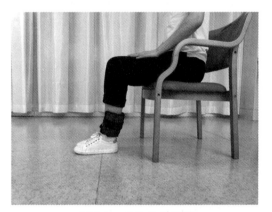

图 6-3　坐位抗阻屈髋

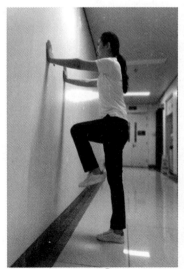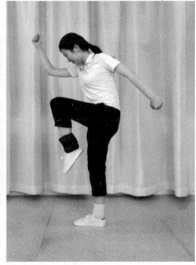

图 6-4　站立位屈髋及抗阻屈髋

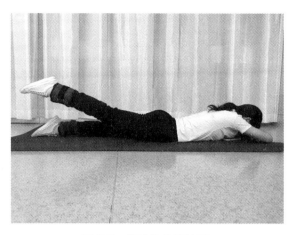

图 6-5　俯卧位伸髋练习

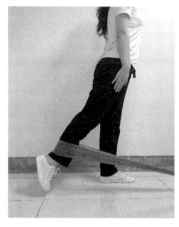

图 6-6　站立位（抗阻）伸髋练习

3. 髋关节外展肌群的训练　髋关节外展肌群包括臀中肌、臀小肌。此肌肉收缩时可使大腿在髋关节处外展。

（1）初始训练：侧卧位髋外展练习。患者取侧卧位，训练侧位于上方，下方腿屈曲以便更好地稳定躯干。患者向上抬腿，在动作末端保持 5～10 秒，然后将腿有控制地慢慢放回。训练过程中注意避免骨盆的翻转（图 6-7）。

（2）进阶训练：站立位抗阻髋外展练习。患者取站立位，双脚脚尖朝前，注意双膝不要内扣和过度伸直。将弹力带固定在对侧腿或固定物体上，向外打开髋关节。在此过程中保持躯干正直，不侧倾代偿（图 6-8）。

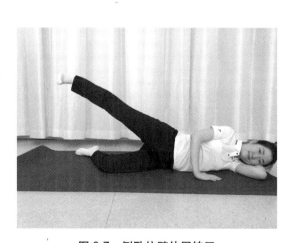

图 6-7　侧卧位髋外展练习

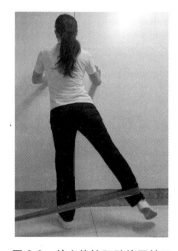

图 6-8　站立位抗阻髋外展练习

4. 髋关节外旋肌群的训练　使髋关节外旋的肌群有臀大肌、髂腰肌、缝匠肌、梨状肌。外旋肌肉收缩时，使得髋关节产生外旋。

（1）初始训练：坐位髋外旋练习。患者屈髋屈膝分别 90°，使双脚离开地面。躯干保持正直，双手可放于大腿或床面上。以大腿为轴，将小腿向内侧转动，注意保持膝关节始终向前（图6-9）。

（2）进阶训练：坐位抗阻髋外旋练习。在上述动作的基础上在踝关节处增加弹力带作为阻力，并在最大用力处保持5～10秒（图6-10）。

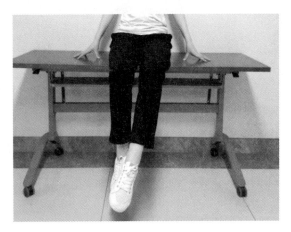 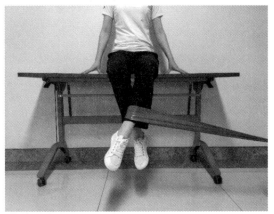

图6-9　坐位髋外旋练习　　　　　　　图6-10　坐位抗阻髋外旋练习

5.髋关节内旋肌群的训练　臀中肌、臀小肌的下部肌肉可使髋关节发生内旋,除此之外,缝匠肌也可使髋关节发生内旋。

（1）初始训练：坐位髋内旋练习。患者屈髋屈膝分别90°坐位于床边，调整治疗床的高度使双脚离开地面。躯干正直，双手可放于大腿或床面上。以大腿为轴，将小腿向外侧转动，注意保持膝关节始终朝前。在最大用力处保持5～10秒，然后缓慢放松（图6-11）。

（2）进阶训练：坐位抗阻髋内旋练习。在以上动作的基础上加弹力带作为阻力，并在最大用力处保持5～10秒，然后缓慢放松（图6-12）。

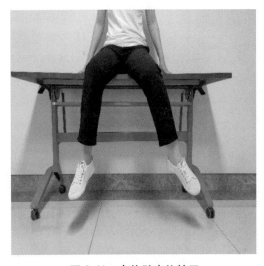 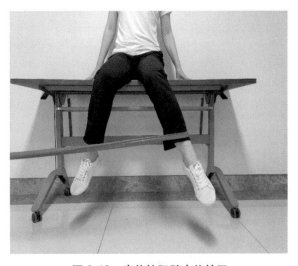

图6-11　坐位髋内旋练习　　　　　　　图6-12　坐位抗阻髋内旋练习

（二）膝关节周围力量训练

膝关节是下肢承上启下的关节，属于滑车关节，主要的运动方向有屈曲和伸展。训练难度分级同前。

1. 伸膝肌群训练　股四头肌是最主要的伸膝肌群，位于大腿前侧，股四头肌整体收缩使小腿在膝关节处伸展。

（1）初始训练

1）仰卧位伸膝练习：患者取仰卧位于瑜伽垫，在膝盖下放一软枕，收缩股四头肌伸直膝关节，使小腿抬起并在动作末端保持 5 ～ 10 秒（图 6-13）。

2）直腿抬高：患者处于仰卧位，一侧下肢屈膝 90°，另一侧下肢用力绷直膝关节，然后在伸膝状态下将大腿抬离地面 20 ～ 30cm，终末端保持 5 ～ 10 秒，再缓慢下落（图 6-14）。

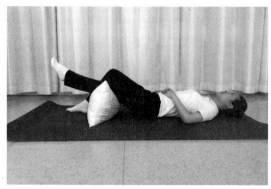

图 6-13　仰卧位伸膝练习

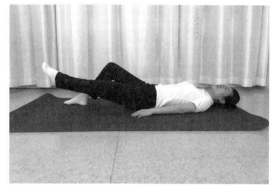

图 6-14　直腿抬高

（2）进阶训练

1）坐位抗阻伸膝练习：患者处于坐位屈膝，在踝关节处增加沙袋或弹力带来增加训练的负荷，并在最大用力处保持 5 ～ 10 秒后缓慢回落（图 6-15）。

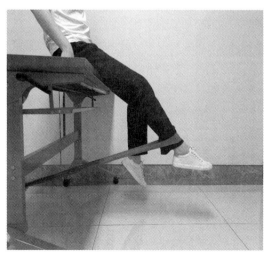

图 6-15　坐位抗阻伸膝练习

2）坐 - 站练习：患者双手交叉抱肩，双脚分开与肩同宽，站于板凳前。屈髋使重心后移，缓慢下蹲。注意脚尖不要离开地面，膝关节前屈不要超过脚尖。可在稍感吃力的角度停留3～5秒，然后缓缓坐下，再站起，准备下一次练习（图6-16）。

3）微蹲训练：站立位，双脚与肩同宽，脚尖、膝盖朝向正前方，缓缓屈膝30°（脚尖不超过膝盖，腰背挺直），保持10秒，再缓慢站起（图6-17）。

2. 屈膝肌群训练　屈膝肌群主要包括股二头肌、半腱肌和半膜肌。

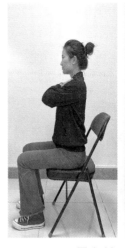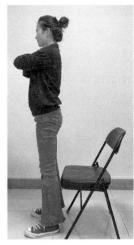

图6-16　坐 - 站练习

（1）初始训练：俯卧位屈膝练习。患者取仰卧位，躯干及上肢取舒适姿势，缓慢将训练侧膝关节屈曲，使脚跟努力靠近臀部，然后慢慢有控制地放回。有能力者可在脚踝处加弹力带提供阻力（图6-18）。

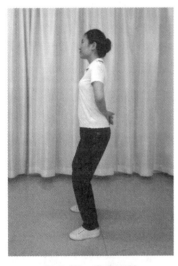

图6-17　微蹲训练

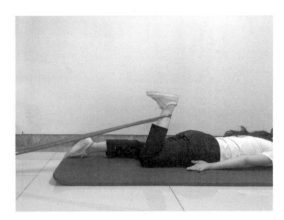

图6-18　俯卧位（抗阻）屈膝练习

（2）进阶训练

1）臀桥：嘱患者处于仰卧位，双下肢屈髋屈膝90°，缓慢将臀部抬起，终末端保持5～10秒，再缓慢下落（图6-19）。

2）单腿臀桥：在上述动作的基础上嘱患者抬起一侧下肢并伸直，与对侧膝关节同高，另一侧腿作为支撑腿，在最大用力处保持5～10秒（图6-20）。

（三）踝关节周围力量训练

踝背屈及内翻肌群的训练　踝关节背屈肌群分布在小腿的前侧，包括胫骨前肌、踇长伸肌和趾长伸肌。踝关节跖屈肌群位于小腿后侧，主要为小腿三头肌。小腿三头肌又可分为腓肠肌和比目鱼肌。小腿三头肌整体收缩时可以使踝关节跖屈。

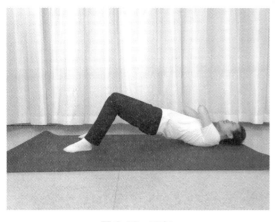
图 6-19　臀桥

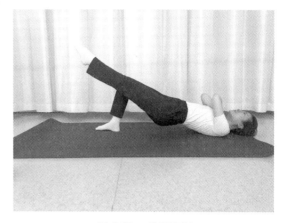
图 6-20　单腿臀桥

（1）初始训练：踝泵。患者取坐位或仰卧位，嘱其主动向上勾脚并在末端保持 5 ～ 10 秒，然后用力向下绷直脚面，在动作末端维持 5 ～ 10 秒。一上一下为一个完整动作（图 6-21）。

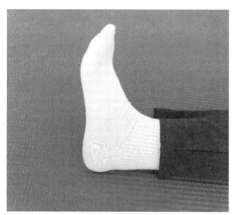
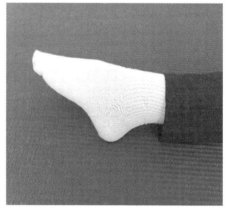

图 6-21　踝泵

（2）进阶训练

1）抗阻踝泵：患者取坐位或仰卧位，在上述动作的基础上在脚掌处加弹力带以提供阻力。嘱患者在最大用力处保持 5 ～ 10 秒（图 6-22）。

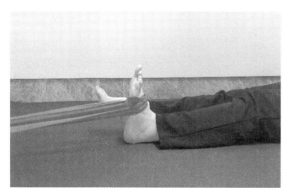
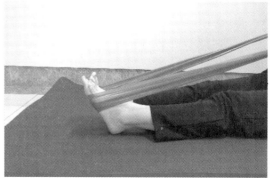

图 6-22　抗阻踝泵

2）坐位下踮脚：患者取坐位，上身正直，双手放在大腿上或者椅子两侧，向上踮脚，使脚跟抬离地面，并在末端停留 5 ～ 10 秒（图 6-23）。

3）站立位踮脚：患者站于台阶上，双手扶在楼梯把手上，预防训练中跌倒的发生。患者尽量向上踮脚，使脚跟向上抬，并在末端停留 5 ～ 10 秒（图 6-24）。

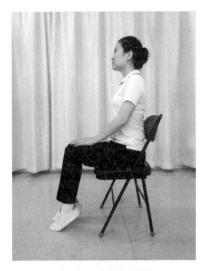
图 6-23　坐位下踮脚

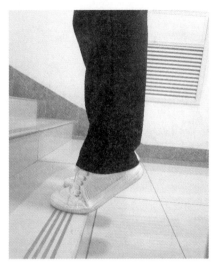
图 6-24　站立位踮脚

三、核心肌群的力量训练

（一）核心肌群的组成和作用

核心肌群是指位于躯干部位的肌肉，这些肌群之间协调配合、共同作用为核心力量。针对核心肌群进行的力量训练称为核心稳定性训练。

近年来，越来越多的老年人开始进行核心肌群训练。一方面，是为了维持脊柱的稳定；另一方面，则是为了预防肌肉的流失。由于体力不足，许多老年人难以运用平板支撑的方法来锻炼核心肌群力量。面对这种情况，老年人应如何另辟蹊径进行锻炼呢？其实，锻炼核心肌群的方法并不复杂，以下几项运动可以帮助老年人以更合适的方法强化腹部、腿部肌肉及下腹部的核心肌肉。

（二）核心肌群的练习

1. *初始训练*　腹横肌激活训练：患者取仰卧位，屈髋屈膝，脚踩实地面，双手放在身体两侧，放松状态下进行吸气 - 呼气，不移动脊柱的前提下收腹，可引导患者想象将脐压向脊柱。动作进阶可改变姿势到坐位。鼓励患者将双手放在腰部两侧，以增加感觉输入并监督核心肌群的激活。进行收腹动作的同时保持正常呼吸，维持 10 秒，重复 10 次（图 6-25 ～图 6-27）。

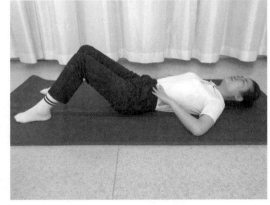
图 6-25　腹横肌激活 - 仰卧位

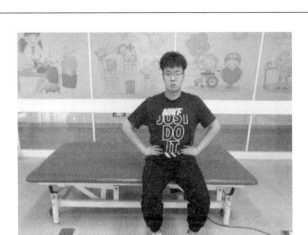

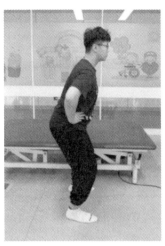

图 6-26　腹横肌激活 - 坐位　　　　图 6-27　腹横肌激活 - 站立位

2. 进阶训练

（1）仰卧手膝对抗训练：患者屈髋屈膝 90°，下颌靠近胸骨，头部抬离床面，收紧核心肌群，双手交叉置于对侧膝盖，手膝对抗，使身体成为一个整体。整个过程中保持自然呼吸。保持 5 秒，放松，休息，共进行 5 次（图 6-28）。

（2）仰卧翻滚 - 手膝对抗：在仰卧手膝对抗训练动作的基础上，可有控制地向身体两侧翻转。注意并不是完全转身，而是当身体翻转靠近床面时，即翻转回中立位，然后向对侧翻转。也可采取双手交叉分别置于对侧膝上，掌心向下用力与屈髋肌群做对抗。保持 5 秒，然后放松休息（图 6-29）。

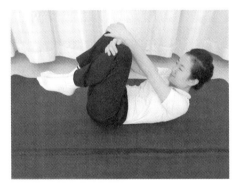

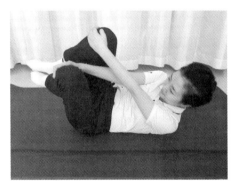

图 6-28　仰卧手膝对抗训练　　　　图 6-29　仰卧翻滚 - 手膝对抗

（3）死虫式练习：起始姿势时，患者取仰卧位，肩关节屈曲 90°，屈髋屈膝 90°，将腰椎贴向瑜伽垫或床面，维持骨盆的中立位。缓慢放下一侧上肢，保持躯干及其余位置的稳定，共进行 10 次（图 6-30）。

（4）死虫式 - 交替伸展：在死虫式练习动作的基础上，将一侧手放置在对侧膝盖上；另一对角线方向上的上下肢伸展，缓慢放低但不贴于地面，两对角线交替进行。注意核心肌群始终发力维持稳定，共进行 10 次（图 6-31）。

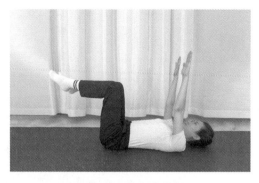

图 6-30　死虫式练习

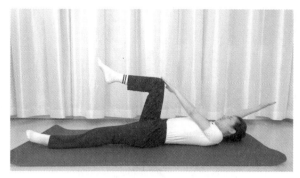

图 6-31　死虫式 - 交替伸展

（5）卷腹：患者屈髋屈膝，双脚踩实地面，双手捏住耳，屈曲脊柱至肩胛骨离开，注意有控制地回落。进行 5 次，注意自然呼吸（图 6-32）。

（6）侧向卷腹：在卷腹动作的基础上还可以增加腹内外斜肌的参与。起始姿势保持不变，向斜上方卷腹至肘关节触碰到对侧膝盖。双侧交替进行。注意颈椎不要过度用力代偿。进行 5 次，注意自然呼吸（图 6-33）。

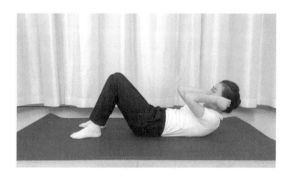

图 6-32　卷腹

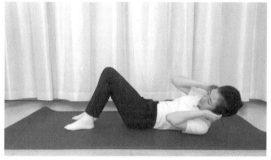

图 6-33　侧向卷腹

（7）空中蹬车：患者取仰卧位，下背部紧贴瑜伽垫。屈髋屈膝，将双腿凌空抬起，随后缓慢进行蹬自行车的动作，持续 3 分钟。注意保持均匀呼吸，并以双手支撑身体平衡（图 6-34）。

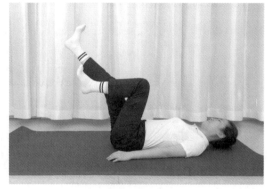

图 6-34　空中蹬车

第二节　平衡与协调

跌倒是老年人群常见而严重的问题。跌倒不仅给老年人带来身心痛苦，同时给家庭和社会带来经济负担。在我国，老年人群体基数日渐增多，跌倒也成为老年人日常生活的常见问题之一。据调查：65 岁以上老年人约有 1/3 每年至少跌倒 1 次，每年至少有 2000 万名老年人发生 2500 万次跌倒，社会费用高达 600 亿～ 800 亿元人民币。

跌倒的发生是多种因素相互作用的结果，老年人发生跌倒的风险会随年龄的增长而增加，身体功能也因年龄的增长出现了明显的降低，肌肉和骨量在逐渐减少，骨密度下降和肌肉容量减少导致肌肉力量下降，核心肌群不稳，肌肉的协同发力功能减退，全身不同关节的力量不能有序地参与运动，同时也造成平衡和协调功能下降、步态不稳以及感觉、认知能力等下降，是老年人跌倒的主要原因，因此提高老年人肌肉力量、核心稳定性和平衡、协调能力等是降低跌倒发生的关键所在。

一、平衡

跌倒在老年群体中是常见的问题，也是造成疾病、死亡、功能受损的主要原因。随着年龄的增长，人体感觉系统如躯体感觉、视觉、前庭觉感觉减退，以及信息处理环节如感觉处理、感觉动作整合、动作输出的退化，均可造成老年人平衡功能障碍，而平衡功能障碍是老年人跌倒的高风险因素。老年人在平衡受干扰的反应模式方面的研究与青壮年人群比较，显示以下动作策略的改变：较慢的启动时间；较常使用髋关节策略作平衡控制；在受到干扰程度或速度增加的挑战时，维持平衡的能力受限。曾经发生一次或一次以上跌倒经历的老年人会产生害怕跌倒的心理，表现出比实际稳定受限状况更差的情形，以及步态的改变，包括步幅减少、速度变慢、步宽增加及双侧承重时间增加。因此强化老年人平衡功能，对于预防老年人跌倒至关重要。

（一）平衡的定义与分类

1. 定义　平衡（balance）是身体所处的一种姿势状态，能在运动或受到外力作用时自动调整，并维持姿势的一种能力。

2. 分类　人体平衡可以分为以下两大类。

（1）静态平衡：是指人体处于某种特定的抗重力姿势，例如坐或站等姿势时保持稳定的状态。

（2）动态平衡：包括两个方面。①自动态平衡：指的是人体在进行各种自主运动，例如由坐到站或由站到坐等各种姿势间的转换时，能重新获得稳定状态的能力；②他动态平衡：指的是人体对外界干扰，例如推、拉等产生反应、恢复稳定状态的能力。

（二）平衡的机制

为了保持平衡，人体的重心（center of gravity，COG）必须垂直地落在支撑面（base of support，BOS）的范围内。支撑面是指人体在各种体位下（卧、坐、站立、行走）所依靠的接触面。站立时的支撑面为包括两足底在内的两足之间的面积。支撑面的大小影响身体平衡。支撑面积越大，越容易保持平衡。只要人体维持重心落在支撑面限制的范围内，即为稳定极限（limits of stability），人体就不会跌倒。一般认为，保持人体平衡需要 3 个环节的参与：感觉输入、中枢整合和运动控制。而前庭系统、视觉调节系统、躯体本体感觉系统、大脑平衡反射调节、小脑共济协调系统及肌群的力量，在人体平衡功能的维持上都起到了重要作用。

当人体平衡发生变化时，人体可以通过 3 种调节机制或姿势性协同运动模式来应变，包括踝策略、髋策略及跨步策略机制（图 6-35）。

1. 踝策略（ankle strategy）　是指人体静态站立在一个大而稳定的支持面上，受到一个小而慢速的外界干扰时，身体重心以踝关节为轴进行前后方向转动或摆动，以调整重心来恢复身体的稳定性。

2. 髋策略（hip strategy）　当人体站立在较小的支撑面上，受到一个快速或较大的外界干扰时，为了使重心重新回到支撑面，人体通过髋关节的快速屈伸活动来调整身体重心和维持稳定。

3. 跨步策略（stepping strategy）　当外力干扰过大，身体的摇摆进一步增加，人体重心超出其稳定极限，髋调节机制不能应答平衡的变化时，人体启动跨步策略，自动地快速跨出或跳跃一步，来重新建立身体重心支撑点，为身体重新确定稳定站立的支撑面，避免跌倒。

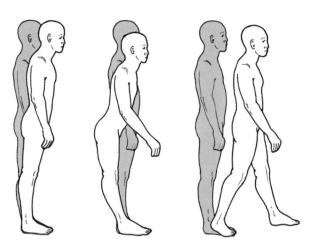

图 6-35　踝策略、髋策略及跨步策略

（三）平衡障碍评估

对平衡问题进行完整评估的要件，包含下列几项。

1. 跌倒的完整病史，包含突然或逐渐发生的跌倒，跌倒的频率及方向，环境情况，活动，以及跌倒时是否出现头晕、晕眩，或头重脚轻，目前及过去的用药，对于跌倒的恐惧等。

2. 造成平衡缺损的感觉输入的评估（本体感觉、视觉、前庭觉），感觉处理（感觉统合、预期性及反应性平衡控制），以及生物力学和动作（姿势评估、肌力与肌耐力、关节活动度与柔软度、动作协调性、疼痛）的功能缺损。

3. 决定是由于哪种平衡控制系统缺损，造成对功能表现的测试影响。

4. 环境评估以决定患者在家中跌倒的危险。老年人平衡评估常见的测试与量表请见前面章节，临床工作者应谨慎选择多种量表，来评估不同平衡控制障碍的表现。

二、平衡功能训练

（一）影响平衡训练的因素

1. 支撑面积　是指人取坐位时与接触物之间的面积或站立时两足之间的面积，此面积越大，越有利于平衡，反之，则不利于平衡。此外，接触面的平整及良好的接触都有利于平衡。

2. 平衡条件　经过人体重心所做的垂线，必须落在支撑面之上才有可能保持平衡，否则将不利于平衡。平衡状态的优劣，可用重心与支撑面中心的连线，同经过支撑面中心所做的垂线所形成的夹角的大小来评定，此夹角越小，平衡越佳，反之则越差。

3. 稳定极限　稳定极限是指在不失衡的条件下，重心在支撑点上方摆动时所能承受的最大角度。稳定极限的大小取决于支撑面的面积和性质，支撑面大、硬、平整时稳定极限大，支撑面小、软、不平整时稳定极限则小。

4. 摆动频率　身体摆动的频率越低，平衡越好；摆动的频率越高，则越易失去平衡跌倒。

5. 与平衡有关的感觉作用　视觉、本体感觉、前庭感觉与平衡有重要关系。正常在睁眼时控制平衡以本体感觉和视觉为主，反应灵敏，而在闭目时则需要依靠前庭感觉，反应不如躯体感觉、视觉灵敏。

6. 与平衡有关的运动控制系统　主要有牵张反射、不随意运动和随意运动 3 个系统。

（二）平衡训练的原则

1. 安全性原则　训练平衡功能的原则是在监护下，将老年人向各个方向被动地移动到失衡或接近失衡的点上，然后让他自行返回中立位或维持平衡的位置上，要密切监控以防出现意外，但不能扶牢患者，否则老年人因无须做出反应而失去效果。

2. 循序渐进原则

（1）支撑面积逐渐由大到小。

（2）支撑面由稳定到不稳定。

（3）重心由低到高。

（4）从静态平衡到动态平衡。

（5）训练从简单到复杂。

（6）训练时从睁眼到闭眼。

3. 个体化原则　因人而异，制订个体化训练方案。每个个体的平衡功能障碍的类型及严重程度都不相同，因此要坚持个体化原则。

4. 综合性训练　平衡功能障碍一般不是孤立存在的，患者可能同时有其他功能障碍，如肌力下降、协调障碍、软组织延展性差等，需要同时治疗，综合康复。

三、平衡训练方案

（一）坐位平衡

可以先从维持端坐位姿势开始。老年人坐在稳固的椅子上，双脚着地，与肩同宽，双手自然置于双腿上，躯干挺直，保持静止。

1. 继续保持坐位，使老年人双脚离开地面，或减少臀部和大腿支撑面积，并可以嘱其闭眼加大难度（图6-36，图6-37）。

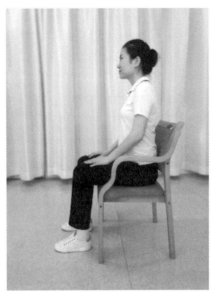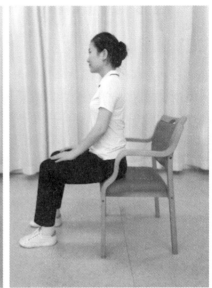

图 6-36　坐位下减少支撑面积

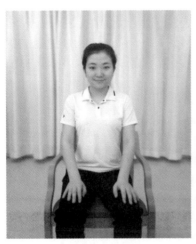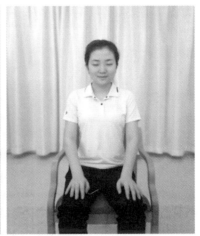

图 6-37　坐位下闭眼状态

2. 保持坐位的前提下，可在BOBATH球辅助，上臂向左右远处够取或者坐位下进行躯干旋转（图6-38，图6-39）。

3. 双脚着地坐在稳固的椅子上，分别向侧方和前方地上够取物体（图6-40，图6-41）。

4. 在双脚离开地面时坐在充气平衡垫上，或者双脚着地坐在BOBATH球上，继续保持坐位，上臂可抱球或者持物增加难度（图6-42）。

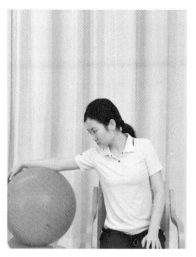

图 6-38　坐位辅助下上臂够物

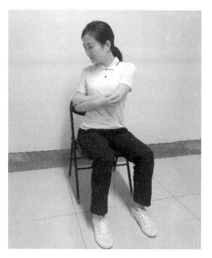

图 6-39　坐位下旋转躯干

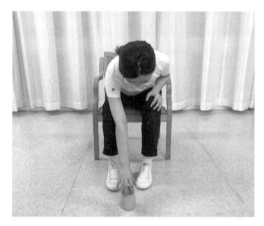

图 6-40　坐位向前下方够物

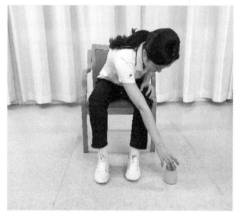

图 6-41　坐位向侧下方够物

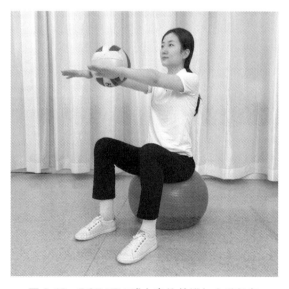

图 6-42　BOBATH 球上坐位并增加上臂任务

（二）双脚站立位平衡

在下肢和躯干力量支持的前提下，可进行站立位平衡控制训练。站立位老年人双脚与肩同宽，躯干和双腿挺直，双手自然下垂，目视前方，保持站立位平衡。若老年人还不能独立站立，可先借助助行器或双杠辅助保持站立，并可通过照镜子使老年人在视觉反馈下更好地控制平衡。老年人功能状态较好时，可根据其功能加大难度，以下训练动作可进行选择和叠加。

1. 移去辅助器具，使双脚紧密贴合站立，缩小支撑底的面积。

2. 双脚自然站立，脚下踩一层或多层泡沫软垫进行站立（图6-43）。

3. 双脚并拢，在辅助下进行平衡板站立（图6-44）。

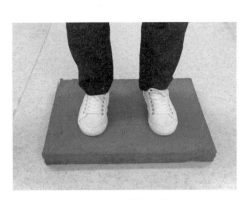

图6-43　泡沫垫上站立

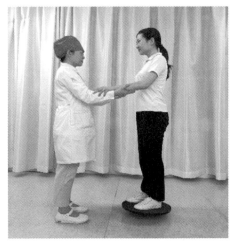

图6-44　辅助下平衡板上站立

4. 保持站立的前提下，利用弹力带或者适当重量的哑铃进行上臂抗阻训练（图6-45，图6-46）。

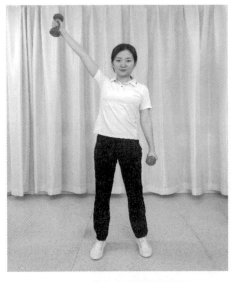

图6-45　站立位上臂哑铃抗阻

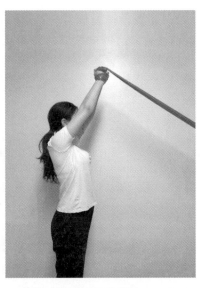

图6-46　站立位上臂弹力带抗阻

5.半串联站立，即后脚脚趾与前脚内侧面 1/2 处接触下站立。

6.串联站立，即后脚脚趾与前脚脚跟接触，保持站立，可伸展双臂来保持平衡（图 6-47）。

7.双腿提踵站立，若老年人不稳，可给予少量辅助，如用手指轻扶椅背（图 6-48）。

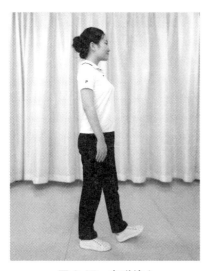
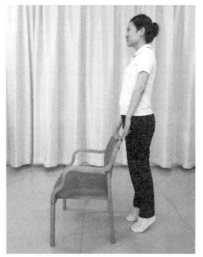

图 6-47 串联站立　　　　　　　图 6-48 提踵站立

8.稳定极限训练，独立站立时，可在辅助下朝不同方向触摸或够取物体。够取时，应在能保持平衡的前提下，尽可能向远处够取。

（三）坐 – 站起 – 坐下训练

可选取较高的椅子，老年人坐在椅子上并靠椅背，双脚与肩同宽，然后上身前倾重心前移，伸直膝盖慢速站立，站立保持 5 秒后，弯腰弯腿慢速接触座椅，然后缓缓坐下（图 6-49，图 6-50）。开始时可进行上肢辅助下的坐 - 站起 - 坐下的训练。当患者熟练掌握动作要领后可逐渐增加难度，如：

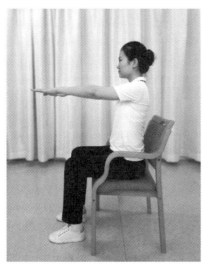
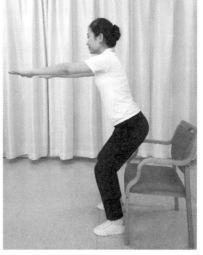

图 6-49 坐 - 站起 - 坐下训练（一）

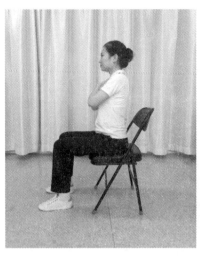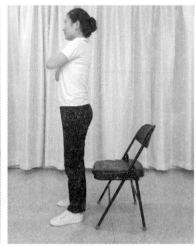

图 6-50　坐 - 站起 - 坐下训练（二）

1. 可逐步降低椅子的高度，或者移除上肢辅助，继续进行训练。

2. 在进行坐 - 站起 - 坐下训练时，加入认知任务，比如在进行坐 - 站起 - 坐下训练的同时，进行数字计算、猜谜语。

3. 手中持物保持平衡时，进行坐 - 站起 - 坐下训练，例如嘱患者双手托托盘或者握住盛少量水的杯子后行坐站训练。

（四）双脚站立位动态平衡训练

当患者能够保持独立的站立位静态平衡和坐 - 站起 - 坐下平衡后，可进行站立位动态平衡训练。

1. *左右重心转移*　双脚与肩同宽站立，目视前方，将重量轮流转移到两条腿上，注意保持站立躯干挺直，不要躯干侧屈（图 6-51）。

2. *前后重心转移*　双脚前后分开站立，目视前方，将重量轮流转移到两条腿上，注意保持站立躯干挺直，不要躯干前屈（图 6-52）。

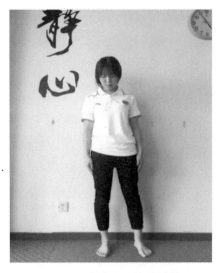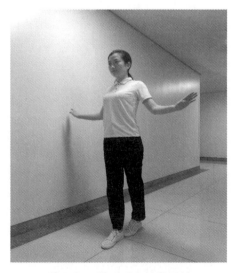

图 6-51　左右重心转移训练　　　　图 6-52　前后重心转移训练

3. 旋转头部和躯干及手臂　站立，双脚与肩同宽，转动头部尽量向后看，可根据患者的平衡能力增加转动幅度，可向后转动整个躯干。

4. 不稳定平面的训练　可在不稳定或移动的平面上，例如坐在 BOBATH 球上或站在平衡板甚至蹦床上，进行站立位保持或叠加上臂活动（图 6-53）。

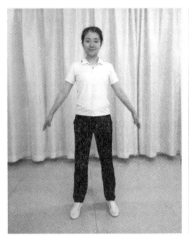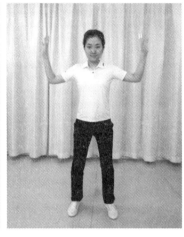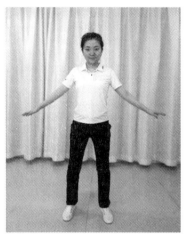

图 6-53　不稳定平面上的站立训练

（五）跨步运动

在达到双脚站立位动态平衡前提下，开始进行小幅度的向前、向侧、向后跨步练习。

1. 增加不同方向跨步运动的活动范围，并且可以加快速度（图 6-54）。

2. 可以进行各个方向的小台阶或者障碍物跨步练习，逐渐增加障碍物的高度，并加快速度。

3. 进行小弓箭步跨步练习，而后一直到可以完成完整的弓箭步（图 6-55）。

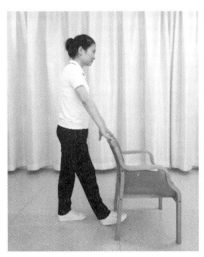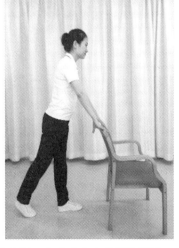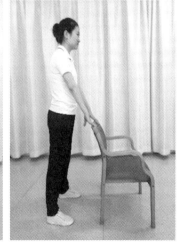

图 6-54　向各个方向的跨步训练

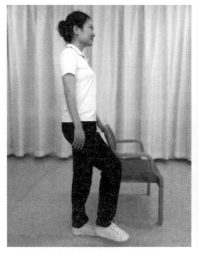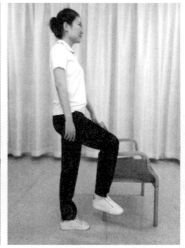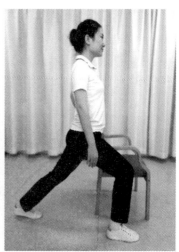

图 6-55　逐渐增加跨步幅度训练

（六）步行训练

当达到动态站立位平衡并且可以进行小幅度跨步训练时，即可以开始步行训练。保持站立位，两脚间距一掌即可，目视前方，躯干挺直，开始步行并跟随步行节律摆动双臂，若老年人步行不稳时，可适当增加两脚间距。老年人在步行时，需要监护人陪同保护，或者让老年人靠着墙壁步行以防跌倒。

1. 直线行走　可在地上画一条直线，老年人沿着直线，前脚的脚跟贴着后脚的脚尖，一步一步交替慢速行走，最少走 10 步；也可让老年人沿着直线步行，每高抬起腿后可先停留 1 秒，放下继续行走（图 6-56，图 6-57）。

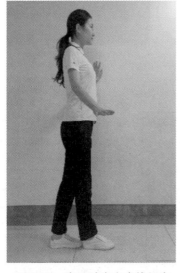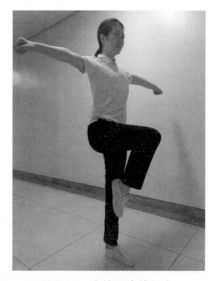

图 6-56　脚跟贴脚尖直线行走　　　　图 6-57　高抬腿直线行走

2. 跨障碍物行走　在地上放置障碍物，老年人行走时需抬高腿来跨越障碍物，根据老年人功能适当增加障碍物的高度（图 6-58）。

3. 泡沫垫上步行训练　可在泡沫软垫上进行慢速的步行训练，可适当伸展双臂保持平衡（图 6-59）。

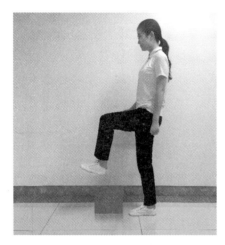

图 6-58　跨越障碍物步行训练

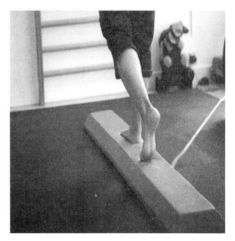

图 6-59　泡沫垫上步行训练

（七）单腿站立平衡控制

当老年人已经可以基本平稳地步行，并且下肢的力量水平达到一定程度时，可以考虑进行单腿平衡训练。先让老年人保持站立位，然后轻轻抬起一侧下肢并保持 10 ～ 30 秒，在这期间可能会左右晃动很容易跌倒，故必须有监护人在旁边保护。

1. 单腿站立时，可以根据实际情况进行小幅度的屈膝训练（图 6-60）。

2. 单腿站立时，抬起的下肢可以尽量伸向远处，去接触不同方向的标志物（图 6-61）。

3. 单腿站立足够好的前提下，也可以考虑在平衡垫和蹦床上进行单腿站立（图 6-62）。

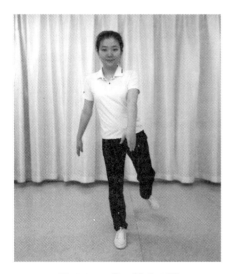

图 6-60　单腿站立训练

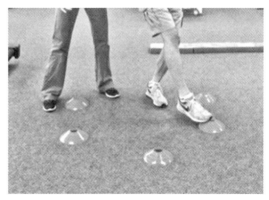

图 6-61　单腿站立下接触标志物

（八）反应性平衡控制

老年人站在坚硬稳固表面上时，朝不同方向摆动，逐渐增加摆动幅度。

1. 踝关节策略的训练　要求老年人单脚站且躯干保持直立。

2. 髋关节策略的训练　老年人在平衡木上或地面上画一条直线，沿着直线站立和单脚站，并弯曲躯干，或站在平衡板或蹦床上。

3. 跨步策略训练　老年人练习踩上小凳子，或一只脚前后跨过另一只脚，类似于交叉或麻花步。

在进行以上 3 种平衡策略练习时，可增加一些挑战，加入预期性及不预期性的外力。例如，要求老年人在训练的同时举起不同重量的物体；或在跑步机上忽然停止 / 开始或增加 / 降低速度。

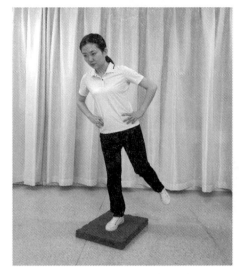

图 6-62　平衡垫上单腿站立

4. 抛接球训练　在以上各种训练体位下，加大训练难度，选取不同重量和尺寸的球进行抛接球和踢球训练，可根据老年人的平衡水平调整抛球的方向和速度，治疗师需特别注意监护患者，以免发生跌倒（图 6-63 ～图 6-65）。

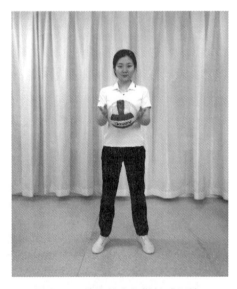

图 6-63　站立位水平抛接球训练

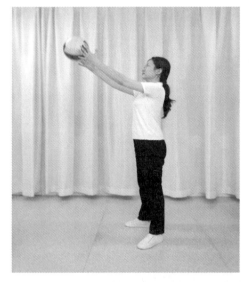

图 6-64　站立位高位抛接球训练

（九）功能性活动的平衡

治疗师评估过程中确认出的功能限制，比如若够取物受限，老年人应执行类似拿取拖盘中的玻璃杯、向后及物、向下捡物，在不同姿势下抬起和放下重物，或是要求老年人执行双任务或更多任务，根据功能极限模拟任务，增加任务复杂程度，比如端着水杯走路或者跨越障碍物；根据个体的喜好活动，比如进行高尔夫球练习，在挑战平衡控制时增加练习的动机。

（十）前庭功能的训练

1992 年 Susan 等设计了一套提高前庭适应性和在平衡中诱发视觉和本体感觉参与的提高平衡功能的训练，对部分前庭功能损伤的患者，可以通过训练得到改善。具体方法如下。

（1）患者双脚尽可能靠拢，必要时双手或单手扶墙保持平衡，分别向左右方向转头，再过渡到不扶墙站立，时间逐渐延长并仍保持平衡，双脚尽量靠拢。

（2）患者步行，必要时请他人给予帮助。

（3）患者练习在行走中转头。

（4）患者双脚与肩同宽站立，直视前方目标，逐渐减小支撑面，即双脚间距离缩短至半脚长。开始时短暂闭合双眼，然后闭眼时间逐渐延长；双臂

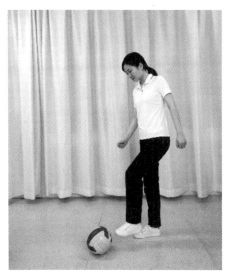

图 6-65　站立位踢球训练

可向外伸展，然后放置回体侧，再交叉于胸前。在进行下一个进阶训练之前，每个体位至少保持 15 秒，训练时间总共 5 ～ 15 分钟。

（5）患者站立的基底面可先从站立于硬地板开始，逐渐过渡到在薄软垫或平衡垫上站立。

（6）患者在行走的过程中进行转圈练习，从转大圈开始，逐渐缩小转圈范围，两个方向均应练习。

（7）要特别强调步态、移行或平衡期间的安全性。为了强调安全，治疗师应该要求患者在真正稳定限度内练习姿势摆动活动，并渐进至强调促进功能的动态活动，若平衡缺失无法改变，可能需要环境调整、辅助装置及增加家人或外力的支撑，以确保安全。

四、协调

（一）协调的定义

协调（coordination）是指人体产生平滑、准确、有控制的运动能力。协调能力是指人体运动时机体各器官系统、各运动部位配合一致，合理有效地完成动作的能力，是神经、肌肉、感知觉三大系统之间合理配合、快速一致地完成动作的结果。协调与平衡密切相关。协调功能障碍又称为共济失调（dystaxia）。

（二）协调能力的分类

1. 依照参与活动的部位不同分类　在日常生活中，依参与活动的部位不同，可把人体协调的形式分为手脚协调、双手双脚协调及眼手协调 3 种形式。

（1）手脚协调：手脚协调是指在完成某一活动时，所需要的手与脚的肌肉的协同运动。

（2）双手双脚协调：在人们的生活实践中，如车工、打字员、汽车司机等操作的大量活动，都是通过"双手协调"或"双脚协调"运动来实现的。

（3）眼手协调：眼手协调是运动协调的另一种形式，也是体育运动中最常见也最重要的一种协调能力。所执行的活动均需要通过眼睛和手的紧密配合、协同一致才能完成。如

眼睛看到远方的来球时，大脑同时要处理时间、空间和距离等诸多精密的测量与决策，双手双脚同时还要进行跑动与击球动作的前期准备，运动中的协调是多方面能力综合而成的，任何一个环节出现了误差，都会对动作效果产生负面影响。在一般生活中，也存在着有许多需要手眼协调的应用与配合，视觉在整个眼手协调运动过程中起定向作用，用手的运动，则随着熟练的形成逐渐由视觉的控制过渡到动觉的控制。

2. 依照人体完成动作任务的复杂性分类　人体动作都是由神经冲动与肌肉的收缩带动多个关节的复合运动。依照人体完成动作任务的复杂性，从简单到复杂、由易到难的连续性层次可分为简单反射动作协调（姿势反射水平）、基本 - 基础动作协调（潜意识控制水平）、感知觉 - 肢体动作协调（意识控制水平）、体能 - 躯体复杂动作协调（意志努力水平）。

（三）协调的维持机制

简单来说人体维持协调功能需要 3 个环节的参与：感觉输入、中枢整合和运动控制。但与平衡有所不同，协调的感觉输入主要包括视觉和本体感觉，而前庭觉所起的作用不大；中枢的整合作用依靠大脑反射调节和小脑共济协调系统，其中小脑的协调系统起到更重要的作用。以上 3 个环节共同作用，就可以保证协调功能的正常，无论哪个环节出现问题，都会导致协调功能障碍。

（四）影响协调训练的因素

1. 与协调有关的感觉的作用　视觉、本体感觉与协调有重要关系。视觉对协调功能有补偿作用，本体感觉同样有益于协调的维持。

2. 动作的频率　协调动作的频率越低，越容易保持协调，反之，协调动作的频率越高，则越容易失去协调性。

3. 与协调有关的运动控制系统　中枢神经系统和肌肉骨骼系统的功能越接近正常，则协调功能越接近正常。

4. 其他因素　如精神、心理、认知和患者的主动性等。患者有抑郁或焦虑情绪会影响协调训练的效果，认知功能差则训练效果可能不明显，主动性差也会影响训练效果。

（五）协调训练的基本原则

协调训练的目的是改善动作的质量，即改善完成动作的方向和节奏、力量和速度，以达到准确的目标。

1. 由易到难，循序渐进　先进行简单动作的练习，掌握后，再完成复杂的动作，逐步增加训练的难度和复杂性。

2. 重复性训练　每个动作都需要重复练习，才能起到强化效果，这种动作才能被大脑记忆，从而促进大脑的功能重组，进一步改善协调功能。

3. 针对性训练　针对具体协调障碍进行有针对性的训练，这样更具目的性。

4. 综合性训练　协调训练不是孤立进行的，即在进行针对性训练的同时，也需要进行相关的训练，如改善肌力、平衡的训练等。

五、协调功能训练

协调功能训练是指恢复平稳、准确、高效的运动能力的锻炼方法，即利用感觉系统及视觉、听觉和触觉来促进随意运动的控制能力。上肢、下肢、躯干分别在卧位、坐位、站立位、步行中和增加负荷的步行中训练。

1.**方法**　无论功能好坏，均应从卧位训练开始，待熟练后，再在坐位、站立位、步行中进行训练。从简单的单侧动作开始，逐步过渡到比较复杂的动作；最初几天的简单运动为上肢、下肢和头部单一轴心方向的运动，然后逐渐过渡到多轴心方向；复杂的动作包括双侧上肢（或下肢）同时动作、上下肢同时动作、上下肢交替动作、两侧肢体做互不相关的动作等。可先做容易完成的大范围、快速的动作，熟练后再做小范围、缓慢动作的训练。

（1）上肢和手的协调训练：应从动作的正确性、动作节律性、反应速度快慢等方面进行。

（2）下肢协调训练：主要采用下肢各方向的运动和各种正确的行走步态训练。先睁眼练习，后闭眼训练。

2.**注意事项**　练习完成后要用与训练相等的时间进行休息。所有训练要在可动范围内进行，并注意保护。

六、协调训练方法

（一）与平衡功能训练的区别

协调功能训练的方法与平衡功能训练方法相似，两者的区别在于侧重点不同。

平衡功能的训练侧重于身体重心的控制，以粗大运动、整体动作训练为主；协调功能训练侧重于动作的稳定性、准确性和灵活性，以肢体远端关节的精细动作、多关节共同运动的控制为主，同时强调动作完成的质量，例如动作的完成是否准确，在完成过程中有没有出现肢体震颤等。

（二）上肢协调训练

1.上肢摆动训练。在静止或步行过程中进行上肢摆动训练，增加步行稳定性。

首先取站位，双脚分开站立，与肩同宽。躯干伸展，双髋、膝关节伸展，头部置于正中位，双肩处于水平位，眼睛平视前方，做上肢交替摆动练习；或在原地做踏步动作，同时双上肢缓慢交替摆动，逐渐加快速度（图 6-66）。

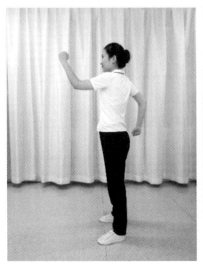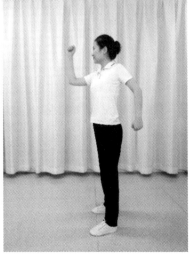

图 6-66　上肢摆动训练

在步行过程中出现重心变化做动态平衡调整时，上肢摆动不仅仅是惯性，也来源于神经系统的主动调节，步行过程中可以通过双上肢的摆动提高稳定性，改善老年人在步行过程中的姿势稳定性。老年人主动的上肢摆动，从开始的肩关节自由屈伸小范围前后摆动，到后期的自由主动地交替上肢摆动，能提高上下肢的协调性，增加步行稳定性，提高平衡功能。

2. 背部靠球，增减手臂的活动。站立，背部靠球，双脚向前，与肩同宽。通过弯曲髋部和膝关节，使背部沿球向下滑动，然后通过伸展髋部和膝关节，沿球向上滑动。增加手臂的活动来发展协调能力和增加强度（图 6-67）。

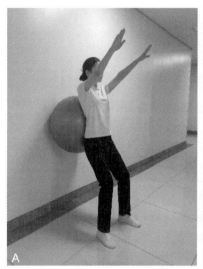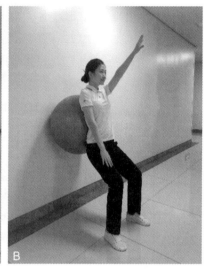

图 6-67　背部靠球，增减手臂的活动
A. 同时上举；B. 交替上举

3. 在不平稳的平面上保持坐姿的同时，活动上肢以增加控制平衡及协调的能力（图 6-68）。

4. 在不平稳的平面上坐位抛接球（图 6-69）。

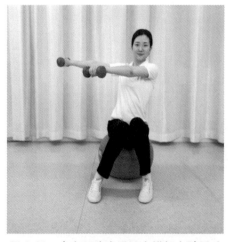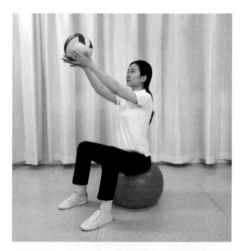

图 6-68　坐在不稳定平面上增加上肢活动　　图 6-69　在不稳定的平面上的抛接球训练

5. 在不平稳的平面上站立位交替摆动上肢（可负重增加难度）（图 6-70）。

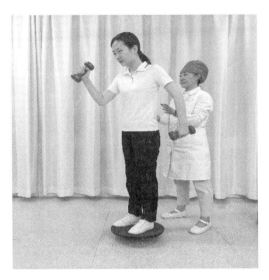

图 6-70　不稳定平面上摆臂训练

（三）下肢协调训练

1. 交替屈髋：取仰卧位，膝关节伸直，左右侧交替屈髋至 90°，逐渐加快速度（图 6-71）。

2. 交替伸膝：坐于床边或椅边，小腿自然下垂，左右侧交替伸膝（图 6-72）。

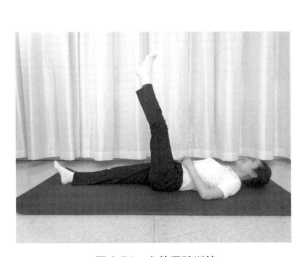

图 6-71　交替屈髋训练

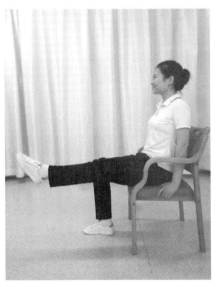

图 6-72　交替伸膝训练

3. 坐位交替踏步：坐位时左右侧交替踏步，并逐渐加快速度（图 6-73）。

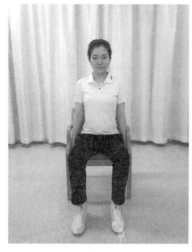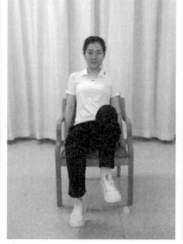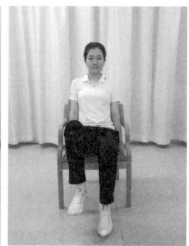

图 6-73 坐位下交替踏步训练

4. 拍地练习（轮替练习）：脚跟触地，脚尖抬起并做拍地动作，可以双脚同时或分别做（图 6-74）。

5. 原地踏步走：踏步的同时双上肢交替摆臂，逐渐加快速度（图 6-75）。

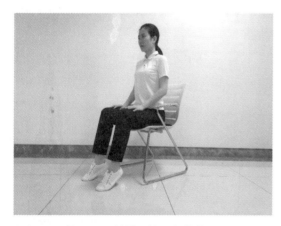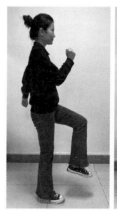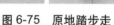

图 6-74 拍地训练（轮替练习）　　　　　图 6-75 原地踏步走

6. 保持平衡，同时用一只脚踩在星形图案的每条线上，再回到中心（图 6-76A），斜向后退（图 6-76B），在静止的腿后面交叉（图 6-76）。

7. 双手扶墙提踵训练：双手扶墙，然后以非常缓慢的速度做踮脚动作，踮脚到最高点后，心里默数 5 秒，再以极其缓慢的速度放回地面，反复进行（图 6-77）。

8. 站立位下交替抬腿训练：单腿站立，屈膝抬腿，双手抱膝，慢起慢落，交替进行（图 6-78）。

9. 站立位摆腿训练：双手叉腰，单腿站立，侧向摆腿，核心收紧，保持稳定（图 6-79）。

10. 台阶单腿站立：单腿站立，单侧上提，核心收紧，慢速下落（图 6-80）。

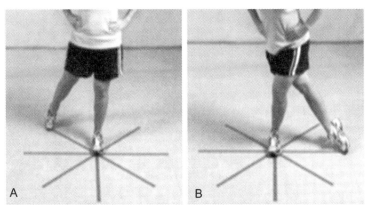

图 6-76 星形平衡训练

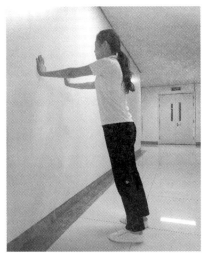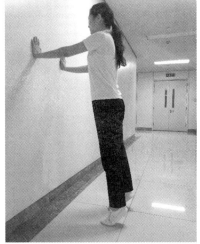

图 6-77 扶墙提踵训练

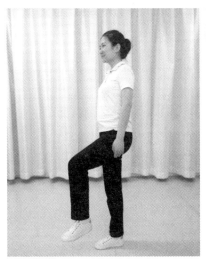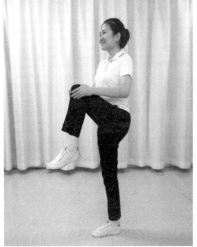

图 6-78 站立位交替抬腿训练

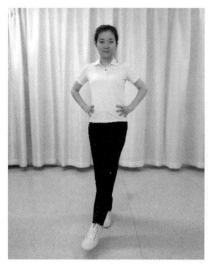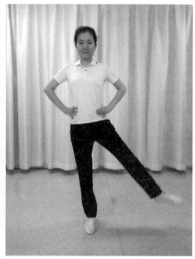

图 6-79　站立位摆腿训练

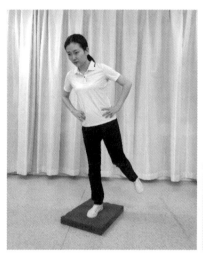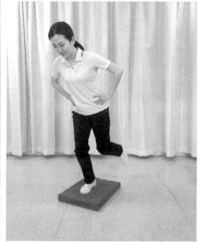

图 6-80　台阶单腿站立

　　目前防跌倒手段很多，有体育锻炼、药物治疗、健康教育、心理干预及改善居住环境等，而体育锻炼被视为预防老年人跌倒最有效的手段。在运动干预中，国外常采用的训练有抗阻训练、平衡和步态训练、功能性与协调训练及有氧耐力训练等，而国内除采用上述手段外，还采取了太极拳、八段锦等中国传统养生健身手段，来提高老年人肌肉力量、平衡和协调能力，降低跌倒的发生。其中太极拳是最常用的干预手段。但大多数动作对老年人体能、依从性等有着较高的要求，如中国的传统太极拳运动，虽然能提高老年人的身体功能，但是如果没有一定的练习基础，从开始练习到完全掌握需要较长时间，因此在练习的开始阶段有一定的困难。此外，使老年人达到太极拳规范的技术动作对体力也有一定的要求，如果不能按照规定的动作和要求完成，将会降低运动的质和量。研究发现简化太极拳运动、家庭式平衡、核心肌力训练适合老年人练习，长期进行这些锻炼可提高老年人的肌肉力量、平衡能力、运动能力及反应能力等，显著降低跌倒的发生率。

第三节 老年人防跌倒运动方案

老年人发生的跌倒不仅仅是一种意外，通常被认为是一种潜在的危险。因此，有必要针对老年人的跌倒进行积极预防与控制，从而降低老年人跌倒的发生率，减轻老年人跌倒所致伤害的严重程度。

合理的运动不仅可以减少跌倒的概率，而且可以减轻因跌倒带来伤害的程度。法国研究人员通过分析发现，运动可以减少 37% 的跌倒，使受到严重伤害的风险下降 43%，减少 61% 的骨折风险。运动系统功能与神经系统功能在老年人身体上出现衰退，肌肉状态与功能逐渐老化，特别是背部的肌力，使身体重心前移，容易前倾而跌倒。预防跌倒运动的重点，应该是在日常生活所需的功能任务中保持平衡。需要个体化、有效预防跌倒的运动方案，使老年人能够胜任日常生活中的动作。

人体主要靠平衡运动和肌肉增强运动，减少跌倒的风险。这是因为平衡运动可以改善协调，加强平衡能力；而更强壮的肌肉可以缓冲跌倒的冲击力，为骨骼和关节提供保护。

坚持适当运动对人体很重要。如果个人因出现了健康问题而暂时停止运动，应鼓励他们重返运动，并修改相应运动方案，以确保运动的强度和运动量适当。

一、运动方案

适合老年人的运动包括打太极拳、散步等。其中，打太极拳是有效降低老年人跌倒风险的运动之一。研究发现打太极拳不仅对人的呼吸系统、神经系统、心血管系统、骨骼系统等有良好作用，还是老年人保持平衡能力最有效的锻炼方式之一。

此外，由新西兰跌倒预防研究小组开发和测试的奥塔戈运动计划（Otago Exercise Programme，OEP）也可以减少老年人跌倒的发生概率。OEP 包括 17 项力量和平衡练习及一项步行计划，由老年人在家庭、门诊或社区环境中，每周进行 3 次。练习可以单独进行，也可以以小组的形式进行。该计划对虚弱的老年人最有效。建议虚弱的老年人由康复治疗师评估并开具初始锻炼处方。老年人每周独立进行 3 次锻炼。

在锻炼前，建议先热身，可在房间里走动，促进血液循环，并寻找一个合适、安全的锻炼场所。运动时要保证身边有一些稳定的物体，比如厨房柜台、桌子或椅子，在锻炼时可以随手抓到。在运动时，要保持正确的站姿和坐姿。这些练习从脊柱运动和姿势控制开始，经过坐立下肢的加强，再到功能平衡练习。

（一）头部运动

缓慢将头转向一侧，在终点位置保持 3 秒；再缓慢将头转向另一侧，保持 3 秒。重复该练习 5 次（图 6-81）。

（二）颈部运动

向后拉直头和颈，确保不要上下抬下巴。想象一下，当您将头向后拉伸时，颈部会被拉长拉直。保持该姿势 3 秒，然后松开拉伸，重复 5 次（图 6-82）。

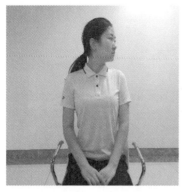 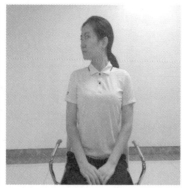

图 6-81　头部运动

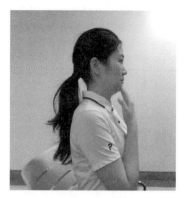

图 6-82　颈部运动

（三）躯干运动

双脚分开与肩同宽，将躯干和肩转到一侧，保持 3 秒，再旋转到另一侧，保持 3 秒，重复 5 次（图 6-83）。

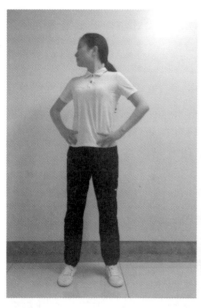 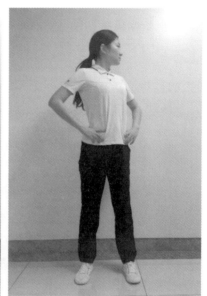

图 6-83　躯干运动

（四）坐位下伸膝

在椅子上坐直，尽可能伸直膝关节，膝关节完全伸直后，拉紧股四头肌（大腿前部），保持 3 秒，缓慢将腿放回起始位置，重复 10 次（图 6-84）。

（五）站立髋关节外展

站在诸如厨房柜台或桌子类的稳定物品旁边，用一只手扶住支撑物，将一条腿抬向一侧，同时保持膝关节笔直，在终点位置保持 3 秒，然后返回起始位置，重复 10 次（图 6-85）。

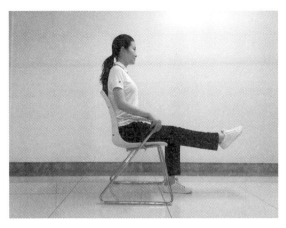
图 6-84　坐位下伸膝

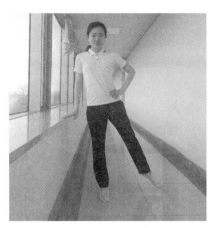
图 6-85　站立髋关节外展

（六）站立提踵训练

以直立的姿势站立，扶住稳定的物品，例如厨房柜台或椅子的靠背（图 6-86）。踮起脚趾，将脚跟抬离地面，保持该姿势 2 秒，慢慢降低。重复脚跟抬高 10 次（可以通过单手抓稳、不使用手来增加练习难度）（图 6-86）。

（七）前脚抬起训练

保持膝关节笔直，抬起脚趾和脚掌，保持该姿势 2 秒，缓慢降低脚趾，重复 10 次（仅用一只手握住一个稳定的物品或不使用手，以增加挑战性）（图 6-87）。

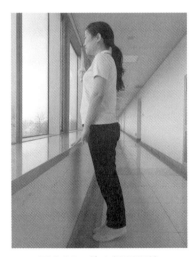
图 6-86　站立提踵训练

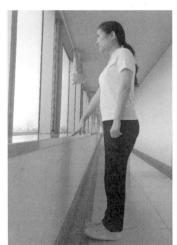
图 6-87　前脚抬起训练

（八）站立式微蹲

站直并扶住稳定的物品，慢慢弯曲膝关节下蹲，确保膝关节弯曲幅度太大，保持下蹲姿势 2 秒，返回起始位置，重复 10 次（图 6-88）。

（九）倒走训练

一只手扶着墙面或柜子边缘，向后退，当空间不足时，转身并向另一个方向后退，重复 10 次（图 6-89）。

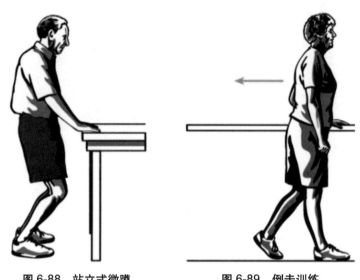

图 6-88　站立式微蹲　　　　　图 6-89　倒走训练

（十）单脚站立

直立在桌子或厨房柜台等稳定物品前，扶住桌子，将一只脚抬离地板，保持这个姿势 10 ～ 15 秒，换一条腿，双腿轮流 3 次。如果可以毫无压力地用一只脚站立 15 秒，则可以闭眼尝试；移除视觉输入，将进一步挑战肌肉和神经系统。增加挑战的另一种方法是：站在小枕头或折叠的毛巾上，但要确保锻炼时的安全（图 6-90）。

（十一）串联站立与行走

串联站立，即一只脚放在另一只脚的前面，前脚的脚跟接触后脚的脚趾。这样使支撑面更窄，挑战平衡。手扶着一个稳定的地方，一只脚放在另一只脚的前面，保持 10 秒。换脚，向前，每只脚重复 3 次。当串联站立变得容易时，可以尝试串联行走。可抓住厨房柜台，向前走，前脚脚跟在后脚脚趾前面。沿着厨房柜台走一段距离，转身，然后串联着走回去。在没有上肢支撑的情况下，串联行走更具挑战性。如果觉得容易，试着前后交替向前走，然后倒退走（图 6-91）。

（十二）按"8"轨迹行走

按照数字"8"的轨迹行走，保持脚步平稳，走路时保持头和眼睛朝前，重复 10 次（图 6-92）。

（十三）楼梯训练

只需找到带有栏杆的楼梯，在楼梯上下走 10 次即可。为了安全起见，请务必抓紧栏杆（图 6-93）。

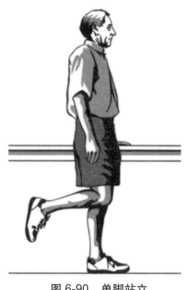

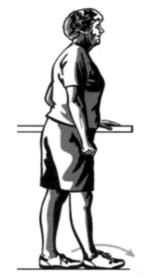

图 6-90 单脚站立 　　　　图 6-91 串联站立与行走

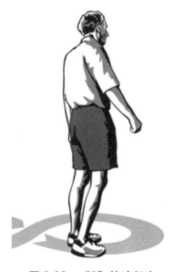

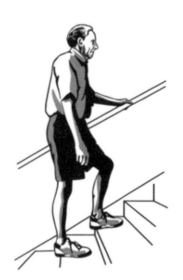

图 6-92 "8"轨迹行走 　　　　图 6-93 楼梯训练

（十四）在进行运动时需要注意的事项

1.训练时请不要紧握可能移动的物体（如椅子）作为支撑，应选择稳定的长椅或结实的桌子作为支撑。

2.如果疾病使你无法继续本运动计划，重新开始训练前请联系你的医师或康复治疗师。

3.如果你在训练时感受到不适，如出现身体疼痛或其他不适情况，请及时停止训练，并请联系你的医师。

二、运动环境干预

环境因素是造成老年人跌倒的重要外在因素。约1/3的老年人跌倒与环境有关。老年人由于各种功能衰退,无法像年轻人那样对外界环境变化做出及时反应。常见的环境危险因素包括昏暗的灯光、环境杂乱、光滑不平的地面、不均匀的台阶高度、台阶表面过于光滑、湿滑的地面与障碍物、危险环境缺乏警示标识等。

老年人可以根据评估结果,纠正不健康的生活方式和行为,规避或消除环境中的危险因素,防止跌倒的发生。具体干预措施如下。

(一)家庭环境干预

1. 适当的灯光。昏暗的环境下,老年人容易被家具物件绊倒,因此室内要保持光线充足,但光线不能太强烈,可以换上较强力的灯泡或光管,并加上灯罩。在通道走廊、楼梯口等光线不足的地方,安装照明设备。老年人夜间经常上厕所,应当配备床头灯和夜间地灯。

2. 老年人的家居环境应坚持无障碍观念:移走可能影响老年人活动的障碍物;将常用的物品放在老年人方便取用的高度和地方;尽量设置无障碍空间,不使用有轮子的家具;尽量避免地面的高低不平,去除室内的台阶和门槛;将室内所有小地毯拿走,或使用双面胶带,防止小地毯滑动;尽量避免东西随处摆放,电线要收好或固定在角落,不要将杂物放在经常行走的通道上。

3. 明显的标志。当障碍物无法清除时,应加上明显的标志,字迹大些,颜色鲜艳些。颜色往往比字迹容易辨认,如台阶、玻璃门上需有醒目标识。

4. 保持地面干燥。地面材质应以防滑为首选,旧有建材可考虑使用化学处理,以增加地板摩擦,需要打蜡的地板应使用防滑地蜡,也可以用防滑垫。如地面有水渍需及时抹干。保持地面平整,避免使用易滑动、易翘边、过厚地毯。室内各处最好是同一平面,如果无可避免地有高低落差时,应设计对比颜色来区分或在高低界面处贴上鲜明色带。

5. 妥善固定家具,家具色彩易区分。床垫软硬适宜。桌、椅、床高度适宜。椅子应该选用坐着时双脚可平放地上的,且稳固、不易翻倒,坐垫要有足够承托力。同时椅子应该用有长扶手,可辅助站立和坐下。不建议老年人使用容易凹陷的沙发,因站起时较困难。

6. 常用物品摆放不可过高或过低,高度介于髋关节与肩之间。高处物品妥善固定。

7. 室外环境要避开湿滑、不平路面,穿防滑鞋,必要时使用辅助器具。上下楼梯时扶好扶手,尽量避免使用扶梯,有条件时使用直梯。避开人多拥挤的地方。上下车不要着急,注意安全。避免阳光直射眼睛,可佩戴遮阳帽。

8. 选择适当的辅助工具(图6-94),使用合适长度、顶部面积较大的拐杖。将拐杖、助行器及经常使用的物件等放在触手可及的位置。

9. 熟悉生活环境:道路、厕所、路灯及紧急情况时哪里可以获得帮助等。

10. 衣服要舒适,尽量穿合身宽松的衣服。鞋子要合适,鞋对于老年人而言,在保持躯体的稳定性中有十分重要的作用。老年人应该尽量避免穿高跟鞋、拖鞋、鞋底过于柔软及穿着时易于滑倒的鞋。

11. 有视、听及其他感知障碍的老年人应佩戴视力补偿设施、助听器及其他补偿设施。

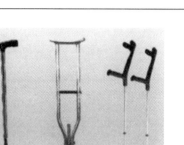

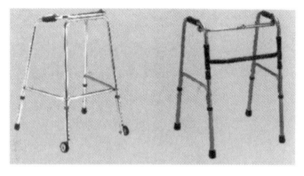

| 单脚手杖(木制或金属制造) | 四脚手杖(尖端分为四脚) | 腋下型拐杖(夹在腋下,用手控制) | 加氏拐杖(用手和前臂控制) |

| 脚轮型助行器(因装有小脚轮而可以用手推动前移的设备) | 无轮型助行器(没有轮子,每向前挪动一次,就前移一步) |

图 6-94 辅具

（二）社区环境干预

1.社区相关组织（管理委员会、社区居委会、社区卫生服务机构、物业管理部门等）将预防老年人跌倒列入工作计划，由专人负责。

2.社区街道、居委会和社区卫生服务机构，应定期在社区内开展有针对性的防跌倒健康教育，提高公众对于老年人跌倒的预防意识，提高老年人对于跌倒危险因素的认识，了解跌倒的严重后果及预防措施。尤其是对于有心脑血管疾病，骨、关节、肌肉疾病，以及听力、视力减退的老年人。

3.社区街道和居委会组织老年人开展丰富多彩的文体活动。

4.社区街道和居委会应关注社区公共环境安全，督促物业管理部门或向当地政府申请，及时消除可能导致老年人跌倒的环境危险因素。

（1）道路要平整，地面应铺设防滑砖，保持社区内地面的卫生。

（2）路灯要亮，路灯损坏应及时维修。

（3）尽可能在有台阶处安装扶手，保持楼道扶手干净。

（4）加强社区管理，清理楼道，禁止在楼道内随便堆放杂物及垃圾。

（5）雨雪天注意及时清理路面。

（6）社区加强养犬户的登记及管理，方便老年人安全出行。

（7）设立预防跌倒警示牌。

三、跌倒后的处理措施

1. 老年人如何自己起身　如果是背部先着地，应弯曲双腿，挪动臀部到放有毯子或垫子的椅子或床铺旁，然后使自己较舒适地平躺，盖好毯子，保持体温；如可能，要向他人寻求帮助。休息片刻，等体力准备充分后，尽力使自己向椅子的方向翻转身体，使自己变为俯卧位。双手支撑地面，抬起臀部，弯曲膝关节，然后尽力使自己面向椅子跪立，双手扶住椅面。以椅子为支撑，尽力站起来。休息片刻，恢复部分体力后，打电话寻求帮助——最重要的就是报告自己跌倒了（图6-95～图6-97）。

2. 老年人跌倒的现场处理　发现老年人跌倒，不要急于扶起，要分情况进行处理。

（1）意识不清，立即拨打急救电话。

1）有外伤、出血：立即止血、包扎。

2）有呕吐：将头偏向一侧，并清理口、鼻腔呕吐物，保证呼吸道通畅。

3）有抽搐：移至平整软地面或身下垫软物，防止碰、擦伤，必要时牙间垫较硬物，防止舌咬伤。不要硬掰抽搐肢体，防止肌肉、骨骼损伤。

4）如呼吸、心搏停止：应立即进行胸外心脏按压、口对口人工呼吸等急救措施。

5）如需搬动：保证平稳，尽量平卧。

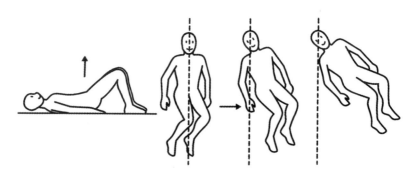

图6-95　背部着地如何自己起身

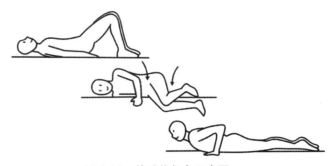

图6-96　俯卧位起身示意图

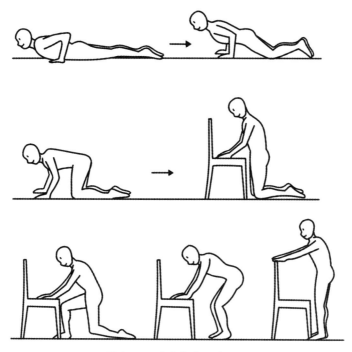

图 6-97　跪立起身示意图

（2）意识清楚

1）询问老年人跌倒时的情况及对跌倒过程是否有记忆，如不能记起跌倒的过程，可能为晕厥或脑血管意外，应立即护送老年人到医院诊治或拨打急救电话。

2）询问是否有剧烈头痛或口角歪斜、言语不利、手脚无力等脑卒中情况，如有，立即扶起老年人可能加重脑出血或脑缺血，使病情加重，故应立即拨打急救电话，不要随便搬动老年人。

3）有外伤、出血，立即止血、包扎，并护送老年人到医院进一步处理。

4）查看有无肢体疼痛、畸形、关节异常、肢体位置异常等提示骨折的情形，如无相关专业知识，不要随便搬动，以免加重病情，应立即拨打急救电话。

5）查询有无腰、背部疼痛，双腿活动或感觉异常，以及大小便失禁等提示腰椎损伤的情形，如无相关专业知识，不要随便搬动，以免加重病情，应立即拨打急救电话。

6）如老年人试图自行站起，可协助老年人缓慢起立、坐、卧休息并观察，确认无碍后方可离开。

7）如需搬动，保证平稳，尽量取平卧位。

8）发生跌倒的老年人均应在家庭成员 / 家庭保健员陪同下到医院诊治，查找跌倒危险因素，评估跌倒风险，制订防止措施及方案。

四、其他事项

在日常生活中，还可以通过量表评估的方式来对老年人跌倒风险进行评估，从而更有针对性地预防老年人跌倒。常用评估工具如下。

（一）老年人跌倒风险评估表（表 6-1）

表 6-1　老年人跌倒风险评估表

运动	权重	得分	睡眠状况	权重	得分
步态异常 / 假肢	3		多醒	1	
行走需要辅助设施	3		失眠	1	
行走需要旁人帮助	3		夜游症	1	
跌倒史			用药史		
有跌倒史	2		新药	1	
因跌倒住院	3		心血管药物	1	
精神不稳定状态			抗高血压药	1	
谵妄	3		镇静催眠药	1	
痴呆	3		戒断治疗	1	
兴奋 / 行为异常	2		糖尿病用药	1	
意识恍惚	3		抗癫痫药	1	
自控能力			麻醉药	1	
大便 / 小便失禁	1		其他	1	
频率增加	1		相关病史		
保留导尿	1		神经科疾病	1	
感觉障碍			骨质疏松症	1	
视觉受损	1		骨折史	1	
听觉受损	1		低血压	1	
感觉性失语	1		药物 / 乙醇戒断	1	
其他情况	1		缺氧症	1	
			80 岁及以上	3	

结果评定：最终得分：低危，1 ～ 2 分；中危，3 ～ 9 分；高危，10 分及以上

（二）预防老年人跌倒家居环境危险因素评估表（参见第 2 章表 2-16）

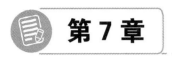

第7章 跌倒评估系统应用

在对患者实施跌倒评估前，需要在评估系统内完成患者基础信息的采集，然后采用国际通用的跌倒自评量表进行初步筛查，当患者自评评分＜4分时，证明跌倒风险较低，可咨询专家是否需要进行下一步评估；当自评评分≥4分时，则证明有跌倒风险，需进行下一步评估。

第一节 疾病相关评估

1. 录入患者身高和体重，系统自动计算患者体重指数。

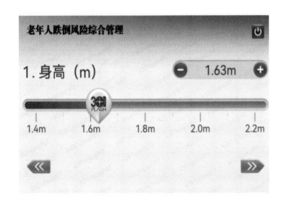
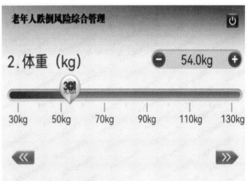

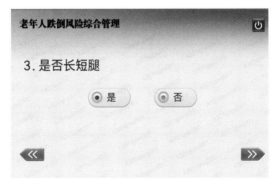

2. 通过测量卧－立位血压，观察患者是否存在直立性低血压的风险。

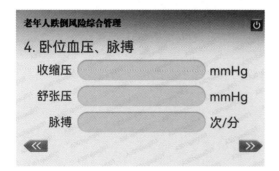 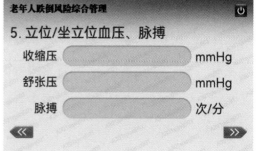

3. 评估患者血氧情况，判断有无呼吸系统疾病。

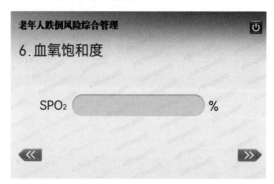

4. 与跌倒高度相关的疾病中，以"高血压、糖尿病"为例，进行下一步评估。

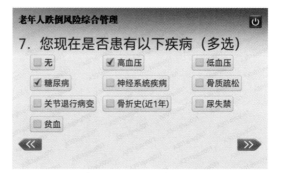

高血压

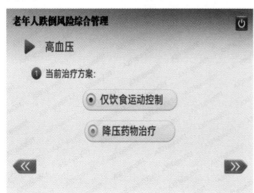 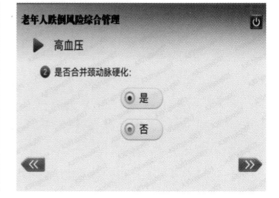

糖尿病

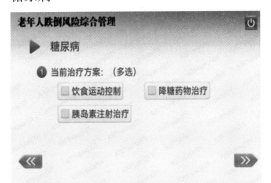 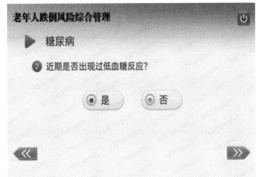

5. 用药评估方面，以"中枢神经类用药"为例，进行下一步评估。

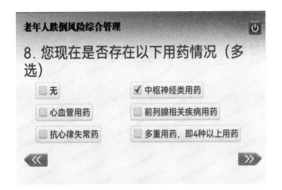 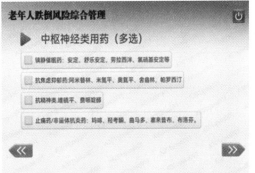

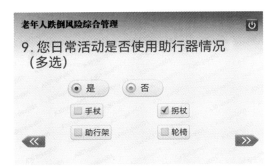 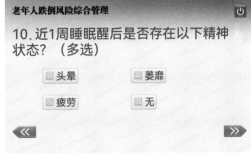

6. 如选择"起夜"需要对每晚起夜次数进行录入。

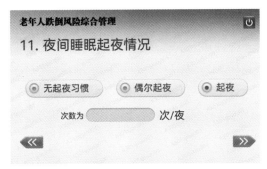

7. 对患者近 2 年有无发生跌倒进行评估，如 2 年内发生过跌倒，则需进一步评估。

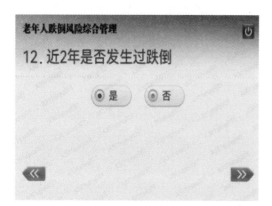

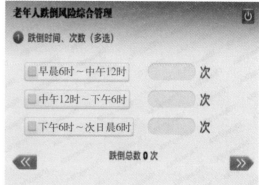

8.评估跌倒发生的场所,以"家中"为例,进行评估。

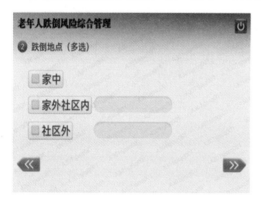

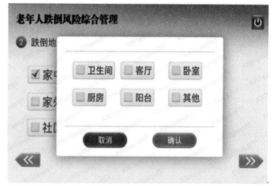

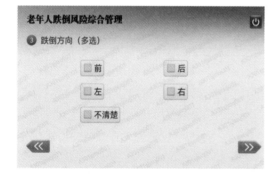

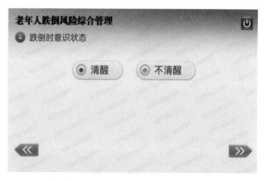

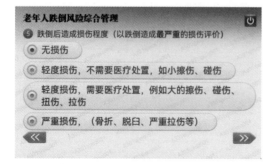

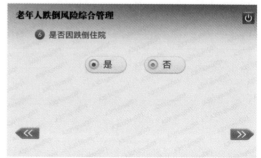

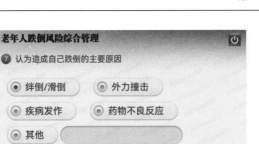

第二节　居家环境评估

　　老年人居家生活是否存在安全隐患，与居家环境密切相关，研究表明，跌倒已成为我国 65 岁以上老年人伤害、死亡的首要原因，而跌倒人群中 51% 的跌倒与环境密切相关，因此我们把居家环境中最容易引发跌倒的环节进行了梳理，对患者进行评估筛查。

一、门廊

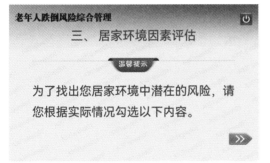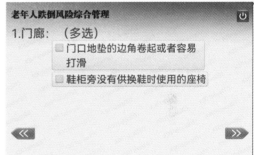

二、厨房

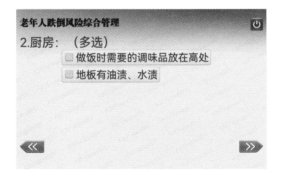

三、客厅

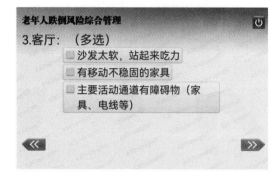

四、卧室

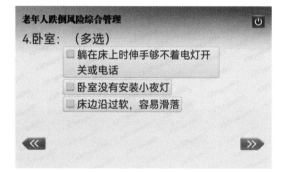

五、卫生间

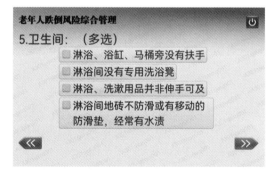

六、楼道

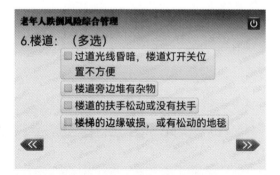

七、阳台

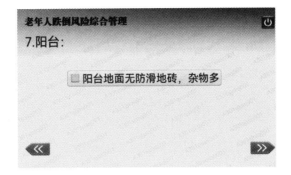

八、其他

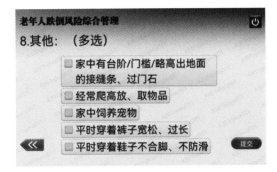

第三节　感觉和肢体功能评估

一、感觉功能评估

1. 视力评估

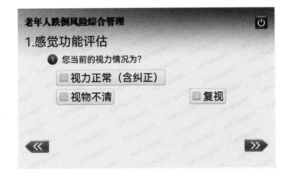

2. 听力评估

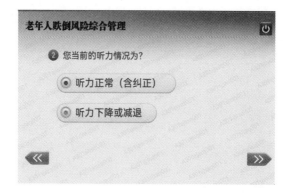

3. 下肢足部感觉评估

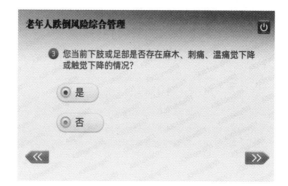

二、肢体功能评估

（一）四阶段平衡测试

1. 测试要点

（1）告知受试者保持双眼睁开，按动作要求依次完成四阶段平衡测试，每个动作保持10秒即为通过，时间计为"10"秒。

（2）如某个动作尝试3次均未达到10秒，则终止测试，并将3次中最长用时计为最终结果。

2. 测试方法（共4个阶段）

（1）阶段一：双脚紧挨，并排站立。

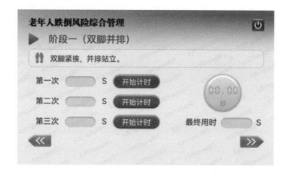

（2）阶段二：将一只脚的脚背挨着另一只脚的蹬趾站立。

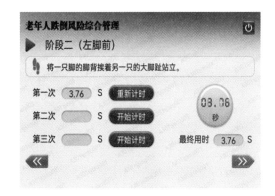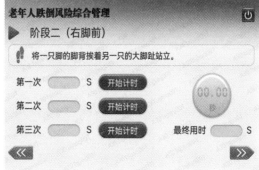

（3）阶段三：将一只脚放在另一只脚的脚跟前，脚跟挨着脚趾站立。

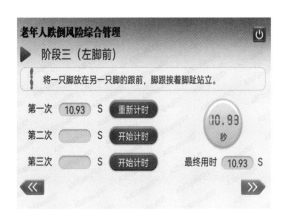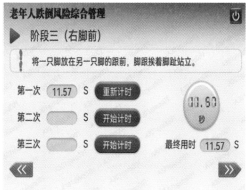

（4）阶段四：单脚站立。

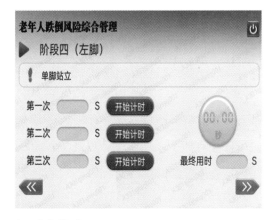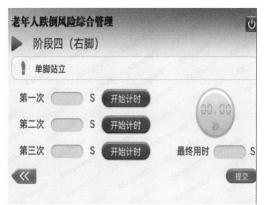

3.测试结果

（1）不能完成阶段一、二平衡测试，提示平衡功能很差，属于跌倒高风险人群。

（2）仅完成阶段一、二，不能完成阶段三平衡测试，提示平衡功能较差，属于跌倒中风险人群。

（3）仅完成阶段一、二、三，不能完成阶段四平衡测试，提示平衡功能差，属于跌倒低风险人群。

能完成阶段四测试，提示平衡功能良好，无须特殊干预。

4. 测试要点

（1）单项测试可重复 3 次，最长用时计为最终结果。

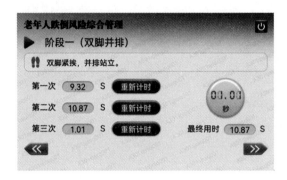

（2）单项测试过程中，如某个动作尝试 3 次均未达到 10 秒，则系统会自动跳转至下一测试项目。

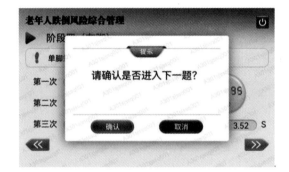

（3）阶段四平衡测试过程中，如某一阶段仅单侧完成，则该阶段测试不合格。

（4）阶段四平衡测试过程中，评估者要始终站在患者旁侧，保护患者安全。

（二）五次起坐测试

1. 测试方法

（1）受试者坐在椅子中间，双手手腕交叉搭到对侧肩膀上，保持双脚平放在地板上，保持背部挺直不贴靠椅背，并将手臂对着胸部。

（2）计时开始后，受试者须以最快的速度，完全站立起来然后再坐下（站立时要求膝关节完全伸直），重复"起立 - 坐下"动作 5 次，停止计时。

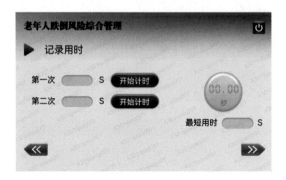

2. 测试结果

（1）用时 ≥ 16.70 秒，表示下肢力量不足，提示跌倒高风险。

（2）用时 13.70 ～ 16.60 秒，表示下肢力量一般，提示跌倒中风险。

（3）用时 11.20 ～ 13.60 秒，表示下肢力量良好，提示跌倒低风险。

3. 测试要点

（1）测试椅要求：笔直靠背无扶手，座高约 46cm。

（2）测试过程中患者不可借助外力起立。

（3）测试可重复两次，取最好成绩，两次之间休息 1 分钟。

（4）测试过程中，评估者要始终站在患者旁侧，保护患者安全。

（三）"起立 - 行走" 计时测试

1. 测试方法　嘱受试者坐下，听到"开始"后，起立并以最快的速度行走，过 3m 线，然后转身返回坐下，记录整个过程用时（2 ～ 3 次最快速度行走，取最快。时间精确到 00.00 秒，行走计时改为秒表计时，并精确到毫秒）。

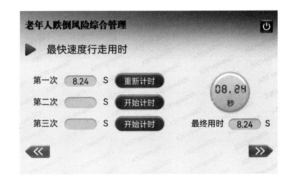

观察患者是否存在以下情况：

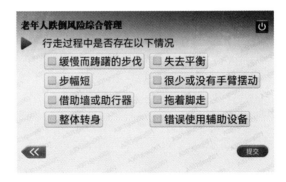

2. 测试结果　若测试时间＞ 12 秒，则测试不合格。

3. 测试要点

（1）测试椅要求：高度可调节、笔直有靠背，座高约 46cm，扶手高约 20cm。

（2）测试时受试者穿舒适的鞋，如果需要可以使用助行器。

（3）每次测试，受试者双脚均须过 3m 线才能转身，并仔细观察受试者行走过程中的姿态。

（4）在起立 - 行走测试过程中，评估者要始终站在患者旁侧保护其安全。

第四节　跌倒心理评估

随着社会的发展，人口老龄化问题愈发突出，跌倒一词逐渐映入大众眼帘，影响跌倒的因素有很多，其中情绪问题是影响跌倒的一大因素。在对老年人进行心理健康状况评估时，如果老年人最近 2 周存在紧张、焦虑、烦躁或睡眠障碍等情况，则需进行下一步细致的心理状况评估，评估采用国际通用的 PHQ9 抑郁自评量表和 GAD7 焦虑自评量表，评估步骤如下：

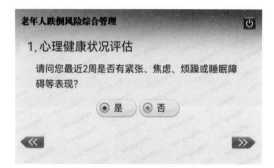 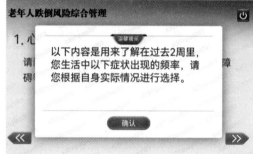

一、PHQ9 抑郁自评量表

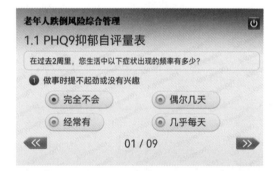 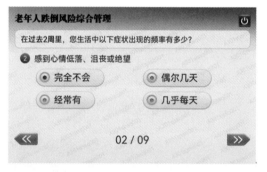

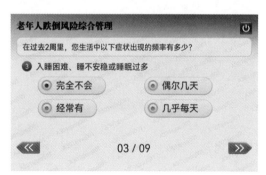 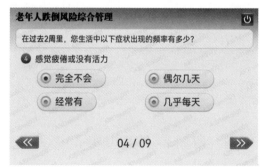

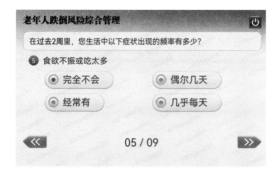

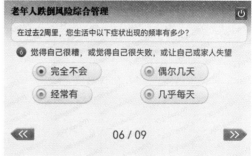

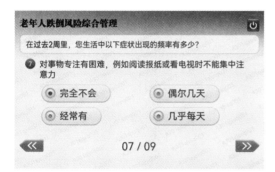

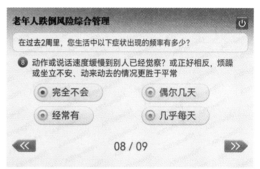

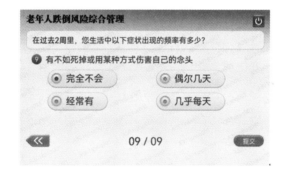

评分规则：

完全不会 =0 分；偶尔几天 1 分；经常有 2 分；几乎每天 3 分，总分 0 ～ 27 分。

测评结果：

0 ～ 4 分为没有抑郁；5 ～ 9 分为轻度抑郁；10 ～ 14 分为中度抑郁；15 ～ 19 分为中重度抑郁；20 ～ 27 分为重度抑郁。

二、GAD7 焦虑自评量表

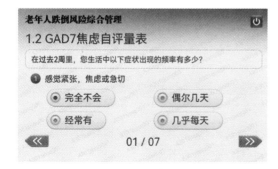

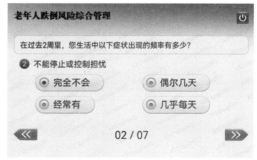

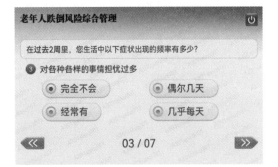

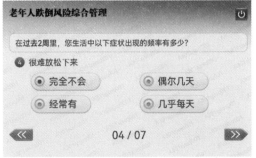

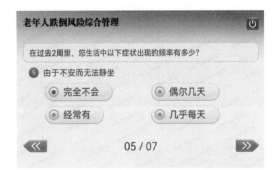

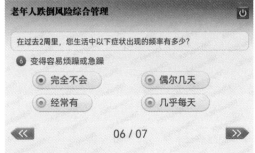

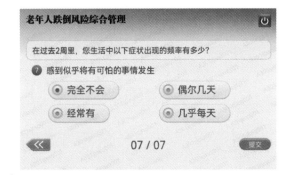

评分规则：

完全不会 =0 分；偶尔几天 1 分；经常有 2 分；几乎每天 3 分，总分 0 ～ 21 分。

测评结果：

0 ～ 4 分为没有焦虑；5 ～ 9 分为轻度焦虑；10 ～ 13 分为中度焦虑；14 ～ 18 分为中重度焦虑；15 ～ 21 分为重度焦虑。

第五节　脑状态定量测量

一、历史沿革

脑状态测量项目的研发始于 20 世纪 80 年代，自动物实验及顽固性失眠脑电特征指标的研究开始，从脑电中破译出多个脑功能状态指标参数用于反映疾病风险、发育水平、情绪状态、认知协调、老化程度等与健康、疾病相关的神经功能状态。脑电波（EEG）的临床研究于 1995 年至今陆续应用于麻醉、ICU、呼吸睡眠、心脏康复、体检、精神、老年科等 400 多家医院的临床科室，并于 2006 年开始建立脑电大数据中心，研制出全球第一套脑功能状态定量测量系统。至今已破译 34 个脑功能状态指标，采集近百万例临床原始脑电波。2017 年，脑状态定量测量项目纳入心血管疾病预防与康复临床路径，截至 2020 年收集含有临床诊断对照的脑电数据近 30 万例。

二、脑功能状态定量测量技术原理和功能特点

1. 测量原理　脑功能状态测量技术以实时采集的脑电波信号为基础，以多种数学分析及计算为方法，解码脑电波信号，采集前额叶 2 导联脑电波，分解出皮质和皮质下两部分脑电波，计算全脑脑电，分析出脑功能状态定量指标。进而提出了血流分布及认知动态协调性理论，用小波算法实现两房室的脑电波计算。

2. 设备功能　从中定量提取大脑的脑耗能、脑混沌、脑惰性、氧乏指数、紧张度、睡眠指数、脑内敛、脑抑制、脑稳定、记忆加工、内外专注、脑疲劳、脑排空、反应速度、左右脑偏离等特征性指标，客观量化地反映大脑功能状态的变化，帮助使用者客观了解自己当前的大脑功能状态。尽早发现焦虑、抑郁、紧张等不良负向情绪的累积，及时发现处于睡眠障碍和认知水平下降导致的疲劳、困倦、警醒、反应能力不足、紧张焦虑状况，防止因为脑力不足造成状态不佳，长期发展形成身心疾病、心脑血管疾病或意外跌倒。

3. 设备特点
（1）无痛、无创、无副作用，只采集脑电波，对人体无辐射。
（2）6 分钟脑电信号分析、计算当前大脑的功能状态。
（3）实时自动提供分析报告。
（4）客观定量指标反映大脑功能状态。
（5）相关疾病筛查预警及评估康复训练效果。
（6）依从性高，可常规使用，长期监测。

三、仪器使用及注意事项

（一）环境及基本配置

1. 测量室　独立安静房间（10m² 左右），温度适中，室外设候诊区。
2. 避免干扰　测量室电插座要求完全接地，地线、零线电压差为 0；且测试场地周围无大型辐射设备。
3. 座椅　每台设备医院需自备一张可调节高度的靠背椅。
4. 人员　需专职测量人员、判读人员。
5. 电极　脑电传感器，使用 150 次后建议更换。

（二）仪器使用

1. 佩戴脑电传感器前确认测量者无其他干扰因素，接触皮肤处无伤口、无瘀青等；耳部无金属物。
2. 使用前请将测量者额头与耳垂用生理盐水或酒精擦拭脱脂。
3. 取出脑电传感器。标识正面朝前，电极部分紧贴额头皮肤，确保 3 个电极的中央电极位于正眉心上方。连接线（长线）部分于受测者右侧，双耳夹分别夹住对应耳垂，避免

夹住毛发，影响脑电波的接收。

4. 判断脑电波是否正常，排除干扰波形。

（1）有效波形参考图示：见图 7-1。

（2）无效波形参考图示：见图 7-2。

5. 测量过程中注意观察测试者的配合程度。

6. 脑电传感器应妥善保管，避免过度扭曲、拉伸，以免折断内部金属线。

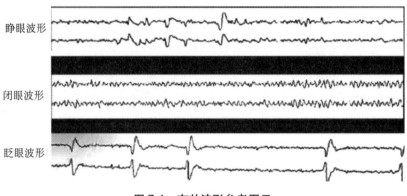

图 7-1　有效波形参考图示

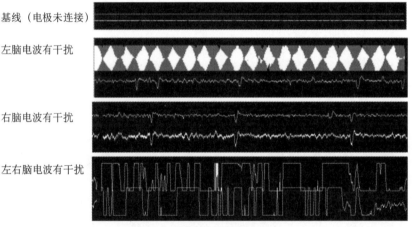

图 7-2　无效波形参考图示

四、检测参数及案例解读

（一）单一指标参数

1. 生理状态指标组

（1）脑耗能

1）指标释义：反映大脑能量（氧）、营养（葡萄糖）消耗状态。值越低，代表大脑能量消耗越少；值越高，代表大脑能量消耗越大。

2）量程：0 ~ 1000；参考范围：60 ~ 300。

3）偏离程度说明（表 7-1）。

表 7-1　脑耗能偏离程度说明

偏离程度	数值范围	说明
重度偏高	601～1000	耗能过高，常见于焦虑抑郁、紧张、警觉、疲劳，与长期失眠有关
中度偏高	451～600	提示大脑能量消耗过度，容易导致机体所需能量供给不足
轻度偏高	301～450	
无偏离	60～300	正常范围，参考范围内偏低，提示可能大脑已经开始节能状态，与节能型用脑习惯、长期坚持某种训练有关
轻度偏低	40～59	代表大脑血供低，可能有营养、脊柱、鼻炎等问题引起的供血不足风险
中度偏低	20～39	提示身体处于特殊状态，如感冒、发热、贫血、麻醉维持期、血栓、血管阻塞、抑制性昏迷、禅眠等，过低需预警
重度偏低	0～19	

（2）脑混沌

1）指标释义：反映大脑信息加工的无序状态。值越大，代表大脑思维越无序，与睡眠障碍、大脑老化、情绪剧烈波动等状态有关。

2）量程：0～100；参考范围：0～5。

3）偏离程度说明：见表 7-2。

表 7-2　脑混沌偏离程度说明

偏离程度	数值范围	说明
重度偏高	31～100	重度混沌
中度偏高	16～30	中度混沌
轻度偏高	6～15	低度混沌
无偏离	0～5	正常范围

（3）脑惰性

1）指标释义：反映大脑信息加工的主动性和有效性（思维效率）状态。值越低，代表大脑进入下意识状态越重；过低时，无法主动积极、深入思考，常与身体状况或药物作用有关；值越高，代表理性思考问题的能力越差，睡眠障碍、疲劳等易高。

2）量程：0～1000；参考范围：130～190。

3）偏离程度说明：见表 7-3。

表 7-3　脑惰性偏离程度说明

偏离程度	数值范围	说明
重度偏高	301～1000	大脑思维效率极低，大脑认知定向力差；常见于老化的大脑或疲劳缺氧状态下无法有效思维的大脑
中度偏高	221～300	大脑思维效率差
轻度偏高	191～220	
无偏离	130～190	大脑思考能力正常
轻度偏低	121～129	大脑理性思维下降

续表

偏离程度	数值范围	说明
中度偏低	96～120	提示大脑处于一种闲散状态，常见于休闲状态、氧供不足或休眠自我保护状态下的大脑。如不想动脑、嗜睡、过劳、禅修入定、麻醉、抑制型昏迷等情况
重度偏低	0～95	

（4）氧乏指数

1）指标释义：反映氧供程度（氧代谢与利用率）。值越高代表大脑氧代谢或利用率越低。

2）量程：0～100；参考范围：0～20。

3）偏离程度说明：见表7-4。

表7-4　氧气指数偏离程度说明

偏离程度	数值范围	说明
重度偏高	50～100	重度大脑氧供不足
中度偏高	35～49	中度大脑氧供不足
轻度偏高	21～34	轻度大脑氧供不足
无偏离	0～20	当前大脑氧供正常

（5）睡眠呼吸

1）指标释义：反映睡眠中呼吸暂停、低通气的状态。值越高，代表睡眠呼吸问题越严重，与生理问题、睡眠习惯、身心疲劳有关，常见于鼻炎患者、肥胖人群、鼾症患者、OSAHS患者，蒙被遮挡口鼻睡眠人群，以及精神压力大、疲劳的老年人。

2）量程：0～100；参考范围：0～9。

3）偏离程度说明：见表7-5。

表7-5　睡眠呼吸偏离程度说明

偏离程度	数值范围	说明
重度偏高	35～100	重度睡眠呼吸问题
中度偏高	20～34	中度睡眠呼吸问题
轻度偏高	10～19	轻度睡眠呼吸问题
无偏离	0～9	大脑未体现睡眠呼吸问题

2. 精神状态指标组

（1）情绪抵触

1）指标释义：反映对外部输入信息或环境变化，出现的排斥、反抗、不接受、不执行的状态。值越高，戒备、抵触情绪越高，越容易出现对抗。

2）量程：0～100；参考范围：0～15。

3）偏离程度说明：见表 7-6。

表 7-6 情绪抵触偏离程度说明

偏离程度	数值范围	说明
重度偏高	51 ~ 100	重度情绪问题
中度偏高	26 ~ 50	中度情绪问题
轻度偏高	16 ~ 25	轻度情绪问题
无偏离	0 ~ 15	正常范围

（2）焦虑倾向

1）指标释义：反映当下对自身及周边事务过度担心，而产生的烦躁情绪状态。值越高，产生的焦虑烦躁情绪越多，与目前的状态息息相关。

2）量程：0 ~ 100；参考范围：0 ~ 20。

3）偏离程度说明：见表 7-7。

表 7-7 焦虑倾向偏离程度说明

偏离程度	数值范围	说明
重度偏高	51 ~ 100	测量时或近期有严重焦虑，如不及解决容易引发后续问题，需要预警
中度偏高	35 ~ 50	测量时或近期有焦虑倾向，需要注意压力释放及心态调整
轻度偏高	21 ~ 34	测量时或近期有担忧情绪产生
无偏离	0 ~ 20	正常范围

（3）抑郁倾向

1）指标释义：反映基于一定客观事物显著而持久的负性情绪状态。值越高，负向情绪程度越高。长期处在抑郁状态，容易出现伤害自己（右脑偏侧）或他人（左脑偏侧）的非理智思维方式和行为。

2）量程：0 ~ 100；参考范围：0 ~ 50。

3）偏离程度说明：见表 7-8。

表 7-8 抑郁倾向偏离程度说明

偏离程度	数值范围	说明
重度偏高	76 ~ 100	重度抑郁状态
中度偏高	66 ~ 75	中度抑郁状态
轻度偏高	51 ~ 65	轻度抑郁状态
无偏离	0 ~ 50	正常范围

（4）紧张度

1）指标释义：反映大脑对外界刺激的敏感和紧张程度。值越高代表被测者的紧张戒备程度越高；过高时，安全感差，可能存在躯体症状。

2）量程：0 ~ 100；参考范围：0 ~ 25。

3）偏离程度说明：见表7-9。

表7-9　紧张度偏离程度说明

偏离程度	数值范围	说明
重度偏高	41～100	存在重度紧张、害怕情绪
中度偏高	31～40	存在中度紧张、害怕情绪
轻度偏高	26～30	存在轻度紧张、害怕情绪
无偏离	0～25	未体现出明显紧张、害怕情绪

（5）睡眠指数

1）指标释义：反映入睡快慢、晚睡、早醒、深度睡眠时长的状态。值越低，代表存在睡眠问题；值过低，代表睡眠效率严重下降，长期以往将造成身体问题并引起认知功能下降。值越高代表入睡效率好，但值过高，可能存在日间嗜睡倾向。

2）量程：0～100；参考范围：76～84。

3）偏离程度说明：见表7-10。

表7-10　睡眠指数偏离程度说明

偏离程度	数值范围	说明
轻度偏高	85～100	可能有日间嗜睡
无偏离	76～84	睡眠较好
轻度偏低	71～75	轻度睡眠问题
中度偏低	66～70	中度睡眠问题
重度偏低	0～65	重度睡眠问题

3. 能力状态指标组

（1）脑内敛

1）指标释义：反映屏蔽外界信息（视觉、听觉、嗅觉、味觉和触觉等）干扰的能力、感官通道敏感度状态。值越低，存在感官敏感、易醒觉或身体有应激反应；过低，感官敏感度过高，可能存在过敏反应或持续性身心刺激，容易存在抗干扰差，入睡困难、易觉醒；值越高，抗干扰能力越强；值过高时，大脑容易对外屏蔽。

2）量程：0～100；参考范围：30～55。

3）偏离程度说明：见表7-11。

表7-11　脑内敛偏离程度说明

偏离程度	数值范围	说明
重度偏高	71～100	能排除外界干扰，专注力极强，或者处于对外隔绝的脑保护状态，也见于修禅入定、全身麻醉等状态
中度偏高	61～70	
轻度偏高	56～60	
无偏离	30～55	抗干扰能力强，专注力好，不易受到打扰
轻度偏低	24～29	抗干扰能力一般，容易受到外界干扰
中度偏低	16～23	过度敏感，身体预警
重度偏低	0～15	

（2）脑抑制

1）指标释义：反映大脑主动放松与自我控制的能力状态。值越低，越容易向外表达情感；值过低，代表大脑容易处于过度兴奋状态无法抑制；值越高，代表大脑控制力越强；值过高时，代表脑控制能力超强或者进入脑保护状态。

2）量程：0～100；参考范围：35～65。

3）偏离程度说明：见表 7-12。

表 7-12　脑抑制偏离程度说明

偏离程度	数值范围	说明
重度偏高	81～100	大脑自我抑制兴奋的能力非常强，或进入脑保护休眠抑制状态
中度偏高	76～80	大脑自我抑制兴奋的能力较强，主动放松或休眠状态
轻度偏高	66～75	
无偏离	35～65	大脑自我抑制兴奋的能力正常
轻度偏低	31～34	大脑自我抑制兴奋的能力差，容易激动或冲动、易激惹
中度偏低	25～30	
重度偏低	0～24	

（3）脑稳定

1）指标释义：反映大脑状态稳定性，不受外界影响的能力状态。值越低，代表情绪波动越大；值越高，代表稳定性越好状态不易改变。

2）量程：0～100；参考范围：45～70。

3）偏离程度说明：见表 7-13。

表 7-13　脑稳定偏离程度说明

偏离程度	数值范围	说明
重度偏高	81～100	大脑稳定在某一种状态，不易改变
中度偏高	76～80	大脑稳定能力过高，抗压能力较强
轻度偏高	71～75	
无偏离	45～70	大脑稳定能力正常
轻度偏低	31～44	大脑稳定能力较差，情绪波动性大
中度偏低	21～30	
重度偏低	0～20	

（4）脑协调

1）指标释义：反映当前大脑各功能区域协调水平状态。值越低，代表大脑协调性程度越低；值越高，代表大脑协调完善程度越高；也可反映老年人大脑退行性变化。

2）量程：0～100；参考范围：91～100。

3）偏离程度说明：见表 7-14。

表 7-14　脑协调偏离程度说明

偏离程度	数值范围	说明
无偏离	91～100	大脑协调完善程度高；97～100，大脑协调完善
轻度偏低	86～90	大脑协调程度中等
中度偏低	75～85	
重度偏低	0～74	大脑协调程度低

（5）记忆加工

1）指标释义：反映大脑记忆前准备状态及记忆转换能力。值越低，代表当前不处于学习状态或仅知识输出状态；值越高，代表记忆能力越好，长期记忆能力越强；值过高，代表处于特殊状态，如麻醉、入定、脑保护等。

2）量程：0～100；参考范围：3～15。

3）偏离程度说明：见表 7-15。

表 7-15　记忆加工偏离程度说明

偏离程度	数值范围	说明
重度偏高	30～100	可能进入潜意识状态
中度偏高	25～29	超常的记忆加工水平
轻度偏高	16～24	优秀的大脑记忆加工水平
无偏离	3～15	正常的大脑记忆加工水平
轻度偏低	2	偏低的大脑记忆加工水平
中度偏低	1	
重度偏低	0	未体现记忆加工水平

4.思维状态指标组

（1）外专注

1）指标释义：反映大脑通过感觉器官自动收集处理外部信息的能力状态和敏感程度。值越低，代表屏蔽对外界信息的收集（感觉神经中枢抑制为主）不主动关注外界；值越高，代表对外界关注度越高（感觉神经中枢兴奋为主，而其他中枢以抑制为主），容易注意力分散。

2）量程：0～100；参考范围：5～15。

3）偏离程度说明：见表 7-16。

表 7-16　外专注偏离程度说明

偏离程度	数值范围	说明
重度偏高	36～100	过度关注外界信息，警戒心高，容易有躯体症状
中度偏高	26～35	
轻度偏高	16～25	主动关注外界信息，好奇心重，往往直觉性强

续表

偏离程度	数值范围	说明
无偏离	5 ~ 15	正常主动关注外界信息
轻度偏低	2 ~ 4	不主动关注外界信息
中度偏低	0 ~ 1	屏蔽了外界信息

（2）内专注

1）指标释义：反映不受理性思维控制的大脑内部思维强度（心思）状态。值越低，代表非理性思维强度越低，心思简单或可能处于特殊状态（如麻醉、禅定等）；值越高，代表非理性思维强度高，心思重，常见于焦虑抑郁及失眠等状态；值过高，代表大脑可能处于发育中、开始老化或存在一定的认知问题。

2）量程：0 ~ 100；参考范围：5 ~ 30。

3）偏离程度说明：见表 7-17。

表 7-17　内专注偏离程度说明

偏离程度	数值范围	说明
重度偏高	61 ~ 100	有严重焦虑，超过 60，容易产生抑郁倾向
中度偏高	41 ~ 60	心思较重，容易焦虑
轻度偏高	31 ~ 40	
无偏离	5 ~ 30	有点心思，超过 20，对自身要求高
轻度偏低	0 ~ 4	自我、空明，心大

（3）脑排空

1）指标释义：反映不受理性思维控制的大脑内部思维强度（杂念）状态。值越低，代表思维密度越低，杂念少、决策快、自我主见性强，但容易粗心大意；值过低，代表大脑空明；值越高，代表思维密度越高，杂念多、想法细、易操心、纠结；值过高，为特殊状态（如非自主意识，禅修，观想等）。

2）量程：0 ~ 100；参考范围：10 ~ 70。

3）偏离程度说明：见表 7-18。

表 7-18　脑排空偏离程度说明

偏离程度	数值范围	说明
重度偏高	96 ~ 100	排空能力差，大脑的兴奋点过多，无意识的思绪过多。杂念过多，或无为而治，放弃控制
中度偏高	86 ~ 95	排空能力较差，大脑当前无意识的思绪较多，杂念较多
轻度偏高	71 ~ 85	
无偏离	10 ~ 70	排空能力强，能排除掉杂念
轻度偏低	0 ~ 9	大脑兴奋点过低，大脑空明

（4）脑疲劳

1）指标释义：反映大脑代谢产物蓄积造成的思维疲劳状态。值越高，代表大脑疲劳程度越高，与用脑强度高、精神压力大或睡眠状况差等有关。

2）量程：0～100；参考范围：0～20。

3）偏离程度说明：见表 7-19。

表 7-19　脑疲劳偏离程度说明

偏离程度	数值范围	说明
重度偏高	61～100	大脑严重疲劳，用脑效率下降建议休息排解
中度偏高	41～60	大脑疲劳，需要休息放松
轻度偏高	21～40	大脑有些疲劳，需要调整
无偏离	0～20	大脑不太疲劳，相对正常

（5）反应速度

1）指标释义：反映大脑对外界信息做出反馈处理的速度；即为皮质及皮质下神经元细胞神经传导优先级变化。内分泌失调或过敏均会导致神经递质浓度发生变化，造成传导优先级及通路变化。

2）量程：0～100；参考范围：5～15。

3）偏离程度说明：见表 7-20。

表 7-20　反应速度偏离程度说明

偏离程度	数值范围	说明
重度偏高	36～100	对外界信息的反馈速度超快，行动快过思维，可能与过敏、内分泌紊乱有关
中度偏高	26～35	
轻度偏高	16～25	对外界用脑频率偏高，通常说话快、阅读快、走路快，或伴内分泌问题
无偏离	5～15	对外界信息的反馈速度正常
轻度偏低	2～4	被测者反应能力下降；或者测试中没有表现出大脑的快速反应；或者可能没有按照机器要求的指令去做
中度偏低	0～1	

5. 用脑优势指标组

左右脑偏侧

1）指标释义：反映当下左右脑兴奋占比，100 为平衡；< 100 代表右脑优势，具有创造力、音乐、绘画、形象思维等能力，思维方式具有无序性、跳跃性、直觉性；> 100 代表左脑优势，具有语言能力、逻辑能力、条理性，思维方式具有连续性、延续性和分析性。

*持续多次测量同侧优势才可反映用脑习惯，单次测量结果不能代表其用脑习惯。仅表示被测者当前用脑是以左脑为主还是以右脑为主。

2）量程：0～10 000；参考范围：80～120。

3）偏离程度说明：见表 7-21。

表 7-21　左右脑偏侧偏离程度说明

偏离程度	数值范围	说明
重度偏高	221 ～ 10 000	极度左脑偏侧 可能喝酒或药物引发；刚进行过紧张刺激兴奋的活动；强迫症；或因刺激造成严重负向情绪
中度偏高	161 ～ 220	中度左脑偏侧 在语言、逻辑、数字、对外交流有优势；有时过于追求细枝末节，容易有强迫倾向；团队组织能力相对强
轻度偏高	121 ～ 160	轻度左脑偏侧 在语言、逻辑、数字、对外交流有优势；容易追求细枝末节；适合从事市场、销售、语言（主持、翻译等）等外向型工作；团队组织能力强、人际关系较好，心态开朗乐观，容易关注他人
无偏离	80 ～ 120	相对平衡 低于 100，思考问题较全面，全局观更强，更多从预防和解决问题的角度出发考虑问题，相对消极 高于 100，容易关注一个整体的细节，更多从可能获得的成绩结果出发来考虑问题；通常乐观积极，易交流，逻辑条理性好
轻度偏低	61 ～ 79	轻度右脑占优 思考问题相对全面，容易从问题的角度出发考虑事情，创新、研究、思考能力较强，心思细腻，容易消极
中度偏低	46 ～ 60	中度右脑偏侧 在学习、创新、思考和研究方面有优势；擅长从事创新、技术或研究工作；全局观强，要求全面，追求完美，容易悲观，有完美主义倾向；感情细腻、不喜热闹交际，喜欢独处；容易在音乐（古典旋律）、绘画（色彩抽象）等艺术方面有特长
重度偏低	0 ～ 45	极度右脑偏侧 可能完美主义者，天马行空；有负向情绪、消极心态；长期极度右脑偏侧者易有焦虑、抑郁倾向；用脑过度（特别是脑疲劳超过 40），思虑过重

量程：脑耗能 0 ～ 1000；脑惰性 0 ～ 1000；左右脑偏侧 0 ～ 10 000；其余指标均为 0 ～ 100

（二）大脑功能年龄图

1. 大脑功能状态年龄　反映现阶段被测者大脑功能发育或退行性变化情况。图 7-3 中趋势线（实线）为全人群大脑功能状态年龄整体水平随自然年龄的变化趋势，25 岁为反映全人群大脑功能状态的最优值。图中上下虚线为常模范围值，当被测者大脑功能状态年龄值高于虚线（上），说明当前的大脑功能状态年龄较自然年龄更加年轻，且大脑整体功能优于所处自然年龄区间人群的整体水平；当被测者大脑功能状态年龄值位于虚线（上）及虚线（下）之间，说明当前的大脑功能状态年龄与自然年龄相符，且大脑整体功能处于所处自然年龄区间人群的整体水平；当被测者大脑功能状态年龄值低于虚线（下），说明当前的大脑功能状态年龄超过了自然年龄，且大脑整体功能低于所处自然年龄区间人群的整体水平。

2. 大脑功能年龄评估　实测值为图 7-3 中"·"位置，代表当下被试者大脑功能年龄较自己的自然年龄更加年轻或是年长，是否优于同龄人群。根据实测值，提示被试者当下

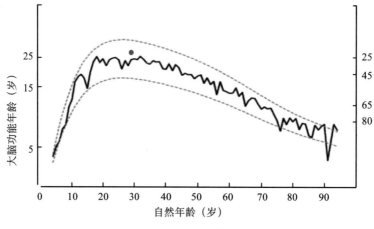

图 7-3 大脑功能年龄图

是否需要调整生活、作息等习惯，改善大脑健康。

（三）综合分析部分

以 21 个指标参数为基础，针对情绪、睡眠、认知做二次复合运算，得出 3 个维度的综合评估，以未见异常、轻度偏离、中度偏离、重度偏离四个区间帮助医师及被试者快速了解当下状态。

1. **情绪评估** 内专注、外专注、脑排空、脑疲劳、焦虑倾向等指数与焦虑抑郁情绪、应激状态等情绪问题相关。针对焦虑抑郁情绪、抵触情绪、烦躁、应激等情绪状态进行评估。沮丧、抑郁、焦虑、情绪不佳等不良情绪增加了老年人跌倒的风险。沮丧可能会削弱老年人的注意力，导致老年人注意不到环境中的危险因素。对跌倒的恐惧降低了老年人的生活质量。部分老年人由于自尊心强，不想寻求别人的帮助而减少了活动，长此以往老年人的肌肉力量及平衡功能不断下降，这些都会增加跌倒的风险。

2. **睡眠评估** 脑耗能、睡眠呼吸、氧乏指数、内专注、脑疲劳等指数与睡眠问题相关。针对睡眠效率及睡眠问题（入睡困难、敏感等）进行评估。失眠可加速衰老、诱发疾病，睡眠不足会使人体免疫力下降，易感冒、加重其他疾病或诱发原有疾病的发作。由于药物副作用或睡眠质量不佳导致头晕、精神欠佳、日间嗜睡等症状，是跌倒的高风险因素。

3. **认知评估** 脑混沌、脑惰性、内专注、记忆加工等指数与睡眠问题相关。针对大脑功能协调、记忆、思维等进行评估。有研究报道，存在认知障碍的老年人中，每年约有 80% 的人发生过 1 次以上跌倒，是认知功能正常老年人的 2 倍。认知执行功能正常，有利于老年人对步行能力的维持和对姿势的控制，能够防止跌倒的发生。而姿势控制能力不佳、视觉障碍，将会使老年人在步行时无法将注意力全部集中在动作上，无法对危险做出准确判断，容易引起老年人跌倒。老年人认知注意力的分配、对危险信号的警觉及将注意力维持在动作上的能力减退，将导致老年人忽略了感觉系统上传的姿势危险信号，容易导致意外的发生。

（四）报告解读

1. **报告判读要素**

（1）了解：结合临床为受测者解读报告，单指标定义说明，数据趋势。

（2）说明：6 分钟的脑功能状态测量给出当下的状态测量评估，是状态性指标。经过多次测量可以确定自己变化幅度不大的特征指标和脑功能退化、发展趋势。

重点：结合临床问诊。对偏离正常值较大，对身体不利的指标做沟通，尤其是重度偏离的指标，要重点关注。

（3）建议：简要总结指标及可能存在的问题，给予改善和持续监测建议。保持良好的生活和用脑习惯。

2.情绪、睡眠、认知偏离解读及与跌倒的关系

（1）情绪评估偏离案例

1）报告数值：见图 7-4。

指标名称	参考范围	偏离程度	实测值	指标名称	参考范围	偏离程度	实测值
生理状态指标:				**精神状态指标:**			
脑耗能	[60——300]	无 轻度 中度 重度	149	情绪抵触	[0——15]	无 轻度 中度 重度	49
脑混沌	[0——5]	无 轻度 中度 重度	1	焦虑倾向	[0——20]	无 轻度 中度 重度	33
脑惰性	[130——190]	无 轻度 中度 重度	182	抑郁倾向	[0——50]	无 轻度 中度 重度	50
氧乏指数	[0——20]	无 轻度 中度 重度	47	紧张度	[0——25]	无 轻度 中度 重度	36
睡眠呼吸	[0——9]	无 轻度 中度 重度	48	睡眠指数	[76——84]	无 轻度 中度 重度	86
能力状态指标:				**思维状态指标:**			
脑内敛	[30——55]	无 轻度 中度 重度	24	外专注	[5——15]	无 轻度 中度 重度	10
脑抑制	[35——65]	无 轻度 中度 重度	37	内专注	[5——30]	无 轻度 中度 重度	43
脑稳定	[45——70]	无 轻度 中度 重度	59	脑排空	[10——70]	无 轻度 中度 重度	97
脑协调	[91——100]	无 轻度 中度 重度	14	脑疲劳	[0——20]	无 轻度 中度 重度	65
记忆加工	[3——15]	无 轻度 中度 重度	4	反应速度	[5——15]	无 轻度 中度 重度	10

图 7-4　报告数值

2）案例简介：李某，女，65 岁。主诉：6 个月前来京带孙子，房子小，睡不好，感觉很焦虑，爱操心，大小事都要亲力亲为，别人干活儿不放心。既往患高血压、冠心病等。

3）解析：由于家庭原因，导致焦虑、抵触情绪严重，情绪控制欠佳，会导致睡眠差、血压波动大。

4）建议：情绪控制欠佳，导致血压波动大，会增加跌倒风险。建议适当转移生活注意力，培养兴趣爱好，疏解不良情绪；多与家人沟通，尽量改善居家条件；必要时专科就诊，服用药物缓解症状。

（2）睡眠评估偏离案例

1）报告数值：见图 7-5。

指标名称	参考范围	偏离程度	实测值	指标名称	参考范围	偏离程度	实测值
生理状态指标:				**精神状态指标:**			
脑耗能	[60——300]	无 轻度 中度 重度	168	情绪抵触	[0——15]	无 轻度 中度 重度	63
脑混沌	[0——5]	无 轻度 中度 重度	21	焦虑倾向	[0——20]	无 轻度 中度 重度	60
脑惰性	[130——190]	无 轻度 中度 重度	208	抑郁倾向	[0——50]	无 轻度 中度 重度	39
氧乏指数	[0——20]	无 轻度 中度 重度	40	紧张度	[0——25]	无 轻度 中度 重度	31
睡眠呼吸	[0——9]	无 轻度 中度 重度	34	睡眠指数	[76——100]	无 轻度 中度 重度	42
能力状态指标:				**思维状态指标:**			
脑内敛	[30——55]	无 轻度 中度 重度	36	外专注	[5——15]	无 轻度 中度 重度	9
脑抑制	[35——65]	无 轻度 中度 重度	46	内专注	[5——30]	无 轻度 中度 重度	58
脑稳定	[45——70]	无 轻度 中度 重度	76	脑排空	[10——70]	无 轻度 中度 重度	97
脑协调	[91——100]	无 轻度 中度 重度	88	脑疲劳	[0——20]	无 轻度 中度 重度	64
记忆加工	[3——15]	无 轻度 中度 重度	0	反应速度	[5——15]	无 轻度 中度 重度	4

图 7-5　报告数值

2）案例简介：都某，男，92 岁。主诉：夜间睡眠不好，入睡慢，早醒，多梦，打呼噜，起夜 2～3 次 / 晚，口服百乐眠、地西泮，晨起精神欠佳，白天嗜睡。既往患肺气肿、鼻炎、前列腺术后等疾病。

3）解析：睡眠深度不够（睡眠指数 42）；呼吸通路不畅（睡眠呼吸高）与鼻炎及打鼾有关；大脑供氧不足（氧乏高）。睡眠差，导致次日精神不佳，增加跌倒风险。

4）建议：建议专科就诊，调整助眠药物、改善呼吸不畅及起夜多等症状；可配合脑控感知椅进行相关训练。

（3）认知评估偏离案例

1）报告数值：见图 7-6。

指标名称	参考范围	偏离程度				实测值	指标名称	参考范围	偏离程度				实测值
生理状态指标：		无	轻度	中度	重度		**精神状态指标：**		无	轻度	中度	重度	
脑耗能	[60——300]					110	情绪抵触	[0——15]					21
脑混沌	[0——5]					5	焦虑倾向	[0——20]					6
脑惰性	[130——190]					129	抑郁倾向	[0——50]					17
氧乏指数	[0——20]					30	紧张度	[0——25]					15
睡眠呼吸	[0——9]					0	睡眠指数	[76——84]					85
能力状态指标：							**思维状态指标：**						
脑内敛	[30——55]					26	外专注	[5——15]					8
脑抑制	[35——65]					66	内专注	[5——30]					53
脑稳定	[45——70]					65	脑排空	[10——70]					78
脑协调	[91——100]					70	脑疲劳	[0——20]					40
记忆加工	[3——15]					0	反应速度	[5——15]					1

图 7-6　报告数值

2）案例简介：张某，男，85 岁。主诉：患老年痴呆 10 年，有幻想症，口服美金刚、安理申等药物，基本可正常交流。既往患"三高"、冠心病等。

3）解析：大脑老化（脑协调、记忆加工、反应速度低）；但在药物控制下，脑混沌、脑惰性在正常范围。

4）建议：脑协调及反应速度下降，导致应对跌倒风险反应速度减慢，会增加跌倒风险。建议定期专科复查，有效控制病情进展；同时适量运动，多与家人朋友沟通，刻意训练大脑（脑控游戏、公众号——手指操、扑克牌游戏）。

3. 老年人指标判读与临床对照

（1）状态：老年人脑功能退化为动态，指标变化也会相对明显，对于存在认知问题的，测量频次可增加。

（2）随访：若发现老年人常伴睡眠、认知等其他生理及心理方面的问题，需结合临床诊断，进一步随访。

（3）监测：以报告显示，大部分老年人有指标监测建议，可增加频次，监测指标变化，对照临床，加强脑健康管理意识。

（4）数据：老年人因测量状态配合程度不同，数据方面需要考虑相关的影响因素；结合临床医师关注的实测数据，给予更多判断依据。

（5）档案：考虑到老年人脑功能动态变化的过程记录，指标异常的需做跟踪，可建档形成脑健康管理档案。

（6）家庭：报告提示有些潜在较大问题时，部分给予进一步分诊、排查建议，也可以要求家属近期随访（如以月为单位，看指标变化再做进一步判断）。可建议是否租用设备居家使用，持续监测或训练。

五、训练方案

医学研究揭示，大脑具有代偿或重塑能力。大脑深度学习系统，需要利用脑功能状态测量的实时数据，得到大脑功能状态的定量指标；将指标可视化，并实时反馈给大脑，形成了大脑的深度学习过程，加快建立新的健康控制中枢，大脑的这种代偿或重塑能力的应用，又称闭环反馈脑功能重塑。结合智慧脑控游戏、脑控感知椅，通过科学的脑功能训练方案，可以进行脑卒中后功能康复、预防和延缓老年痴呆、改善失眠及情绪等问题，从而进一步提高防跌倒能力。训练设备包括脑控感知椅、脑控游戏。

1. 脑控感知椅训练方案

（1）适用人群：睡眠障碍、存在紧张焦虑情绪，大脑过劳等。

（2）驱动指数：以放松能力为主；主要成分为脑抑制、脑内敛、睡眠指数和内专注指标。

（3）反馈原理：使用者处于身心紧张状态时，椅背趋于直立状态；使用者处于身心放松状态时，椅背趋于躺平状态。使用者通过体会躺下去的瞬间（身心放松），抬起来的瞬间（身心紧张）的体感变化，达到自我学习使用大脑的目的。

（4）训练方案：每周训练 5 次；每次 20 ～ 30 分钟；两个月为 1 个疗程；两个疗程见效。

2. 脑控游戏训练方案　训练时长 10 分钟 / 次；10 ～ 12 次 / 疗程；3 ～ 5 次 / 周；2 ～ 3周完成。

（1）意念魔球：时间，3 ～ 5 分钟。

达标 / 进阶：连续放松区 50% 以上，可进入下个训练模块。

（2）射箭游戏：时间，7 分钟（睁眼）；难度系数，简单（可自选）。

达标 / 进阶：连续 3 次睁眼训练，得分越高，效果越好。

（3）追逐游戏：时间：7 分钟（睁眼）；难度系数：简单（可自选）。

达标 / 进阶：连续 3 次，睁眼训练，红心数越高，效果越好。

（4）意念魔球：3 分钟，闭眼放松。

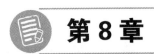

第8章　与防跌倒相关的设备

第一节　脑控感知椅

一、原理

1. 工作原理　脑控感知椅，是一种反馈感知训练产品，它借助于信号采集终端，将大脑皮质中的脑电活动生理数据采集出来，经过处理，提取出反映大脑兴奋、抑制、专注、放松、耗能等多种定量化状态数值，将其转化成脑控感知椅的动作、音乐音量的大小等，通过这些变化的物理信号刺激人的感觉器官，根据感觉的变化，使用者可以加强大脑状态的主动意识，减少非理性混乱思维，通过阶段性脑感知训练，大脑可以学会自己控制自己，根据需要调节自己的脑状态。

2. 应用范围

（1）成年人：快速缓解脑疲劳；缓解腰背疲劳；助眠；心理健康调控（如焦虑、抑郁等负向情绪）。

（2）中老年人：身体健康调控（如失眠、高血压、心脑血管病等），延缓大脑老化。

（3）特殊人群：高危职业人群（如飞行员、医师、高温高压作业人员等）脑健康保护，避免因脑健康或心理健康问题导致极端事件的发生。

3. 目标　通过长时间脑感知训练，大脑可以学会自己控制自己，根据需要调节自己的脑状态，该休息的时候就抑制大脑的兴奋状态，让大脑进入休眠状态，休眠脑神经细胞，降低大脑的能量消耗，提升能量供给；该专注的时候就让大脑进入兴奋状态，提高工作和学习效率，最主要的是通过调控自己的大脑，可以治疗和改善疾病。学会如何抑制大脑、如何专注的思维技巧，达到改善使用者大脑健康的目的。

二、设备操作

1. 设备结构　见图8-1。

2. 操作步骤

（1）脑控感知椅：正确佩戴脑电一体式脑电传感器（方法同脑状态测量仪），使用前擦拭额头及耳垂。

（2）设备开机顺序：戴上脑电传感器——臂带盒子—进入平板系统程序。

（3）设备关机顺序：关闭平板系统—关闭臂带盒子—摘下脑电传感器。

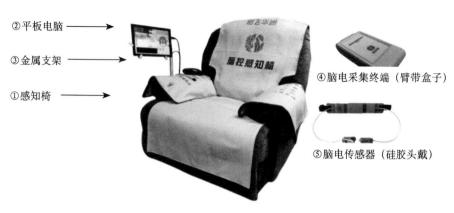

②平板电脑

③金属支架

①感知椅

④脑电采集终端（臂带盒子）

⑤脑电传感器（硅胶头戴）

图 8-1 脑控感知椅设备结构

第二节 脑控游戏

一、原理

1. 工作原理 脑控游戏，是一种大脑深度学习训练产品，借助于信号采集终端，将大脑皮质中的脑电活动生理数据采集出来，经过处理，提取出反映脑兴奋、抑制、专注、放松、耗能等多种定量化状态数值，激活主动、快速、持续地"放松"与"专注"，并逐渐实现大脑自控力，提升脑能力，达到减轻大脑老化、延缓老年痴呆的目的。

2. 应用范围 中老年人及有大脑老化趋势人群。

3. 目标 改善和预防大脑老化；改善记忆力、专注力。

二、设备操作

1. 设备结构 见图 8-2。

2. 操作步骤 脑控游戏：用清水或生理盐水擦拭 5 个电极，再对额头及耳后进行皮肤油脂清洁。长发者将头发梳理到耳后，露出耳垂后颞骨乳突，避免电极夹带发丝影响脑电波接收。

3. 脑控游戏 包括意念魔球、射箭、追逐 3 款游戏。

（1）意念魔球：操作意念魔球时，游戏开始后努力让自己进入专注及脑排空状态，放松状态越好，地球越大。

（2）射箭游戏：游戏开始后让自己进入专注及脑排空状态，状态越好，弓箭准星移动越快，越接近靶心。

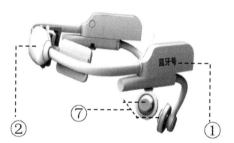

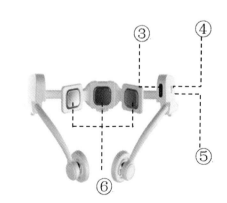

图 8-2 脑控游戏设备结构

①蓝牙号 ×1；②开机前额灯 ×1；③ USB TYPE-C（充电口）×1；④电源键 ×1；⑤充电灯显 ×1；⑥前额电极 ×3；⑦耳后电极 ×2

（3）追逐游戏：追逐游戏时要让大脑进入专注状态，大脑越专注，游戏角色速度就越快，离前方目标就越近。

第三节　防跌倒报警器

2022 年 60 岁及以上老年人的数量为 2.64 亿人，2035 年将突破 4 亿人。约 1.8 亿老年人至少患有一种慢性病，1.2 亿老年人处于独居状态，缺乏安全照护。随着社会老龄化的不断加剧，老年人缺少看护，跌倒后不能及时救治的问题日益严重。随着我国老年人口问题的关注度不断上升，为了使老年人在跌倒后能够得到及时救助，各类助老科技产品陆续出现。

老年人防跌倒报警器的设计，可以强有力地预防由于老年人独居时可能受到的伤害，也可以及时向老年人的监护人发送警报短信，以及老年人的实时位置，保证老年人在第一时间得到有效救治，很大程度上避免由于子女不在身边而造成的二次伤害。

第一类：穿戴手部、腰部报警器

带跌倒报警功能的老年人穿戴设备、老年人手表、老年人手环等，是目前市面上最常见也是使用最多的一种跌倒报警器。它的报警原理是通过手表里的陀螺仪摆动的幅度和速度，加以数字模型算法，判断老年人是否跌倒，并自动启动报警机制。

有时老年人突然晕倒，但是缓慢的一点点蹲下去并倒下，此时陀螺仪感应没有达到阈值速度，也不会发出报警。所以此类智能养老设备仅作为参考数据，不能依赖此设备来监护老年人是否跌倒。

腰部报警器的原理与手部穿戴设备原理相同，只是外形不同，佩戴位置不同，由于是在腰部佩戴，受摆动幅度的因素小一些，但在实际使用中不够便利，腰部佩戴不仅有不适感，还会影响美观。

第二类：智能摄像头

通过摄像头，子女在手机 APP 上随时随地监护老年人的动态，如发生跌倒事故，可及时寻医救助。利用人工智能技术的智能摄像头防跌倒报警设备是目前准确率较高的设备，但是此类设备有两大硬伤，第一硬伤来自老年人的阻力，老年人并不一定希望子女和养老机构通过摄像头监控他们的一举一动；第二个硬伤来自于摄像头的监控范围，由于摄像头的应用场景，只能在固定位置安装，因此无法做到将老年人的活动区域全覆盖。

第三类：人体感应器

人体感应器通过红外线的方式，感应人体是否摔倒。此类设备检测的准确率比老年人佩戴手表和呼叫器高很多，该产品不会像监控一样让老年人无隐私，实时重建 3D 骨架把人物转化成火柴人形象，同时具有智能行为识别，长时间使用卫生间提醒、久坐提醒、防跌倒报警等对异常行为的识别与活动事件报告。

第四节　髋关节保护装置

髋部骨折后的老年人 1 年内死亡率达 20%，而在存活者中高达 50% 的老年人致残，生活不能自理。髋部骨折之所以最为严重，是因为骨折后的老年人需要长期卧床，缺乏运动，久而久之带来其他致命并发症。所以很多老年人到了一定年龄都会选择髋关节保护装置。

第一类：气囊马甲

在跌倒时，马甲中的气囊自动弹出，气囊打开时，完美贴合头部、背部、臀部，从而着地瞬间更能舒适地保护，实现舒适软着陆。跌倒后马甲自动发送报警信息并可以查看定位信息。该设备同时拥有智能远程监控系统，手机 APP 分为父母端及子女端，父母端可以让老年人时刻查看设备状态，子女端让子女可以远程查看父母的运动状态。

第二类：髋部保护器

髋部保护器是一种半开放式防摔伤髋部保护护具，主要功能为预防摔伤，尤其是二次摔伤。它用魔术贴在腰部、腿部粘贴，对关键部位进行包裹来进行穿戴，穿戴完成后在髋骨、骶骨、股骨部位的保护器上都添防撞垫，防撞垫使用新型冲击材料制成，具有非牛顿流体特性，在常态下柔软而具有弹性，一旦遇到高速的冲撞或挤压，此材料迅速反应吸收并消化外力。当外力消失后，此材料恢复到柔软状态，同时在腰侧也添加了定位和通话功能。老年人可以第一时间发出求救信号，通知子女及家人；精准定位，准确获知老年人的位置并导航，便于及时送医、避免严重后果。

第三类：防跌倒短裤

在短裤两侧置入记忆棉保护垫，特设上窄下宽的曲边形状配合优良弹性，紧贴腿部曲线，伴随老年人行动随时调整形状，跌倒时可吸收缓冲撞击力量，有效减轻意外跌倒伤害的发生。

第三类与前两类相比优点是：防护的同时更加舒适，上身无负重感，可以让老年人当贴身衣物 24 小时穿着，随时保护。

几乎每个家庭都有老年人，老年人跌倒问题关系到我们每个人，选购适当的防跌倒工具，可有效预防或减少老年人跌倒危害的发生。

参 考 文 献

安琪，贾书磊，张莹莹，等，2019.基于循证的老年人团体防跌倒奥塔戈运动方案的构建与实施 [J]. 护理学杂志，34(20):4.

白远，周兰，王晶，等，2021.心血管内科患者跌倒依从性现状调查及影响因素分析 [J]. 当代医学，27(14):94-96.

北京协和医院世界卫生组织疾病分类合作中心，1996.疾病和有关健康问题的国际统计分类 (ICD-10)[M].10 版.北京：人民卫生出版社.

北京协和医院世界卫生组织疾病分类合作中心，1996.疾病和有关健康问题的国际统计分类 (ICD-10)[M].10 版.北京：人民卫生出版社.

北京医院，国家老年医学中心，中国老年保健医学研究会老龄健康服务与标准化分会，等，2018.居家（养护）老年人跌倒干预指南 [J].中国老年保健医学，16(3):32-34.

毕翠敏，朱洪斌，张庚赞，等，2022.老年人口腔衰弱研究进展 [J]. 护理研究，36(11):1976-1980.

曹威，朱秀芬，陈新，等，2016.老年人群骨质疏松性骨折与跌倒风险的相关性 [J]. 中华骨质疏松和骨矿盐疾病杂志，9(4):353-355.

陈浩，冯飞，包利，等，2016.老年骨质疏松人群跌倒危险因素 [J]. 中华骨质疏松和骨矿盐疾病杂志，9(2):136-138.

陈萍，戴付敏，张娜，等，2017.脑卒中患者害怕跌倒干预策略研究进展 [J]. 广东医学，38(23):3689-3692.

陈湘，郭爱敏，2020.慢性阻塞性肺疾病患者平衡功能障碍的研究进展 [J]. 中国护理管理，20(02):299-303.

成月荣，2014.可导致发生跌倒的慢性疾病 [J]. 心血管病防治知识，(12):46.

狄雪梅，2021.预防跌倒护理模式在防止老年心血管疾病患者跌倒中的效果观察 [J]. 中国冶金工业医学杂志，38(5):618.

董光，李娜，2019.老年人跌倒的预防及护理对策 [J]. 世界最新医学信息文摘，(38):2.

董一璇，2010.预防老年人跌倒的应对措施 [J]. 中国误诊学杂志，(6):1.

杜倩，2022.下肢肌力与平衡干预在冠心病出院患者居家防跌倒中的应用 [J]. 中国医学创新，(26):104-108.

耳玉亮，段蕾蕾，叶鹏鹏，等，2016.2014 年全国伤害监测系统老年人非故意伤害病例特征分析 [J]. 中国健康教育，32(4):312-317.

费建美，2015.老年脑卒中患者恐惧跌倒的心理干预 [J]. 护士进修杂志，30(12):1132-1133.

高丽珍，杨正义，张明雄，2021.41 例心血管内科住院患者跌倒原因分析及预防对策 [J]. 大理大学学报，6(8):97-100.

耿丽，2018.老年心血管疾病住院患者跌倒风险评估与干预研究进展 [J]. 当代护士（下旬刊），25(5):17-20.

耿丽，胡柳，张俊，等，2020.基于循证医学心血管疾病住院患者跌倒预防管理方案的构建 [J]. 现代医药卫生，36(8):1268-1271.

管强，韩红杰，詹青，等，2011.活动平衡信心量表（中文版）的信度与效度研究 [J]. 同济大学学报（医学版），32(3):81-84.

管蕊，孙金龙，2021.流程化宣教模式对预防心血管内科老年患者跌倒的效果 [J]. 航空航天医学杂志，32(12):1515-1516.

郭红，李红云，杨雅威，等，2013. 住院脑血管病老年患者跌倒效能影响因素的研究 [J]. 中华护理杂志，48(2):147-150.

郭红，杨雅威，2011. 脑血管病老年患者跌倒的现状及研究进展 [J]. 中国护理管理，11(1):90-92.

郭启云，郭沐洁，张林，等，2015. 国际版跌倒效能量表汉化后信效度评价 [J]. 中国全科医学，18(35):4273-4276.

郭启云，刘堃，高涵，等，2014. 修订版老年人活动和害怕跌倒量表汉化后的信效度分析 [J]. 中国实用护理杂志，30(33):73-76.

郭燕梅，黄鹏，陈蔚，等，2012. 老年单、双膝痛骨关节炎老人的平衡功能及其跌倒风险对比分析 [J]. 中国康复理论与实践，18(1):25-29.

国家卫生健康委员会，2019.2019 中国卫生健康统计年鉴 [M]. 北京：中国协和医科大学出版社.

国家卫生健康委员会. 老年人跌倒干预技术指南 [EB/OL].(2011-09-01)[2018-12-29].http://guide.medlive.cn/guideline/3021.

郝燕萍，刘雪琴，2007. 修订版跌倒效能量表在我国老年人群中的测试研究 [J]. 中华护理杂志，(1):19-21.

胡巧霞，2021. 预防跌倒 安度晚年 [J]. 健康博览，(12):24-25.

胡婉，2021. 骨质疏松患者骨折风险及跌倒风险的相关性研究 [J]. 当代医学，27(21):131-132.

胡亦新，余小平，2017. 中国老年医疗照护 [M]. 北京：人民卫生出版社.

胡颖，2021. 针对性护理干预在老年心血管疾病患者跌倒预防中的应用效果 [J]. 医学食疗与健康，19(12):117-118.

黄蓉蓉，2019. 图像版跌倒效能量表的跨文化调适及信效度检验 [D]. 武汉大学.

黄馨睿，端烨，叶梦华，等，2022. 帕金森病患者跌倒预防的最佳证据总结 [J]. 中华护理杂志，57(19):2414-2421.

疾病预防控制局，2011. 老年人跌倒干预技术指南. http://www.nhc.gov.cn/cms-search/xxgk/getManuscriptXxgk.htm?id=52857

姜若曦，陆皓，师艳花，等，2021. 心血管疾病患者跌倒风险评估量表的研究进展 [J]. 西北国防医学杂志，42(7):721-725.

姜玉，孙源樵，周鹏，等，2018. 社区老年人骨质疏松症与跌倒的关系研究 [J]. 中国慢性病预防与控制，26(2):102-104.

蒋婷婷，2020. 认知 - 运动干预对老年血液透析患者跌倒恐惧的效果研究 [D]. 郑州大学.

李德耕、梁珊珊，2021. 将执杖走用于膝关节炎患者康复的可行性分析 [J]. 临床康复进展•继续医学教育，35(4):163.

李海燕，陈思洁，姚反修，等，2020. 慢性阻塞性肺疾病患者活动耐力与跌倒风险的关系分析 [J]. 临床医学，40(11):4-7.

李静，2022.生活化身体功能锻炼对老年人跌倒风险和平衡功能的影响[D]硕士学位论文,吉林大学).https://kns.cnki.net/KCMS/detail/detail.aspx?dbname=CMFDTEMP&filename=1022527106.nh

李林涛，王声湧，2001. 老年跌倒的疾病负担与危险因素 [J]. 中华流行病学杂志，(4):28-30.

李宁，李新萍，杨明辉，等，2021. 老年髋部骨折的骨质疏松症诊疗专家共识 [J]. 中华骨与关节外科杂志，14(8):657-659.

李擎，谢连红，杨坚，等，2013. 膝骨性关节炎患者动态平衡能力变化 [J]. 中国组织工程研究，17(22):4176-4180.

李燕，黄丽华，2019. 老年人平衡能力评估及干预的研究进展 [J]. 中华护理杂志，54(4):603-608.

廖长艳，杨波，刘佳，等，2020. 视觉反馈稳定极限训练联合上肢摆动训练对脑卒中患者步行稳定性的影响 [J]. 中国康复，35(4):4.

林慧玲，苗秀欣，满孝云，等，2017. 老年心血管疾病住院患者跌倒效能现状及相关因素分析 [J]. 齐鲁护理杂志，23(5):23-25.

林进龙，魏玥，陈功，2021. 中国老年人不同严重程度跌倒风险与慢性病和睡眠的关联研究 [J]. 中华疾病控制杂志，25(1):25-31.

林丽勤，吴美婷，纪清治，等，2018. 核心稳定训练对预防老年骨质疏松症患者跌倒的影响 [J]. 中国骨质疏松杂志，24(7):893-895.

刘敏，张凯，李君，等，2020. 预见性护理对老年心血管疾病住院患者跌倒的预防效果 [J]. 中国民康医学，32(8):173-174.

刘善云，陈东烨，连志强，等，2015. 核心力量练习对男性老年人下肢肌力，平衡能力与跌倒风险的干预效果 [J]. 中国运动医学杂志，34(12):5.

刘晓红，吴淼，牛茜，2021. 老年人跌倒危害因素分析 [J]. 北京医学，43(6):533-534, 538.

刘颖，2021. 中文版国际跌倒效能感量表的改良和信效度评价 [D]. 上海体育学院.DOI:10.27315/d.cnki.gstyx.2021.000589.

刘颖，韩甲. 老年 COPD 患者跌倒风险因素的生物 - 心理 - 社会模型 [C]. 第十一届全国体育科学大会论文摘要汇编.[出版者不详], 2019:5362-5364.DOI:10.26914/c.cnkihy.2019.031321.

刘震，2017. 中外老年人跌倒预防指南的对比研究 [D](硕士学位论文，南京师范学).https://kns.cnki.net/KCMS/detail/detail.aspx?dbname=CMFD201801&filename=1017284228.nhCuevas-Trisan R, 2019. Balance problems and fall risks in the elderly. Clin Geriatr Med, 35(2):173-183.

陆翘楚，付辰晨，李沁芳，等，2022. 中国中老年人跌倒现状及其影响因素分析 [J]. 广东医学，43(2):241-247.

孟丽，于普林，2015. 英国老年医学会老年人衰弱管理实践指南解读 [J]. 中华老年医学杂志，34(12):1300-1302.

母义明，郭代红，彭永德，等，2016, 实用临床内分泌诊疗手册，长春 : 吉林大学出版社.

彭健，沈蓝君，胡雁，2019. 运动锻炼降低老年人跌倒恐惧的研究进展 [J]. 护士进修杂志，34(22):2050-2053.

钱佳佳，王磊，曹震宇. 核心力量联合平衡训练对老年人动态平衡的影响 [J]. 中国康复医学杂志，2015, 30(5):4.

乔言言，2017. 老年人社会支持、害怕跌倒和抑郁状态关系研究 [D]. 南京师范大学.

邵萍，陈小芳，章晋，等，2016. 老年脑卒中住院患者害怕跌倒与焦虑抑郁的关系 [J]. 中国乡村医药，23(23):19-20.

师昉，李福亮，张思佳，等，2018. 中国老年跌倒研究的现状与对策 [J]. 中国康复，33(3):3.

施桂英，栗占国，2009. 关节炎诊断与治疗 [M]. 北京 : 人民卫生出版社.

石雪晴，欧阳迎，邵印麟，等，2017. 慢性阻塞性肺疾病患者的姿势控制障碍原因及评估. 康复学报，(1):6-9.

世界卫生组织. 跌伤. https://www.who.int/zh/news-room/fact-sheets/deta.

苏清清，蒋天裕，皮红英，等，2018. 中文版老年人跌倒风险自评量表的信效度评价 [J]. 解放军医学院学报，39(10):885-888.

王翠，2022. 慢性阻塞性肺疾病平衡功能障碍研究进展 [C]. 第五届上海国际护理大会论文摘要汇编 (上).[出版者不详]:315.DOI:10.26914/c.cnkihy.2022.030401.

王蕾，王颖，郭晓贝，等，2022. 近 20 年老年人跌倒恐惧的研究热点与趋势分析 [J]. 全科护理，20(25):3557-3561.

王倩倩，张砚卓，吴成爱，2019. 中国中老年人群中跌倒的危险因素分析 : 基于中国健康与养老追踪调查 (CHARLS) 数据 [J]. 中国老年学杂志，39(15):3794-3799.

王旭，章轶立，孙凯，等，2021. 社区中老年居民跌倒风险筛查与相关因素分析 [J]. 中国骨伤，34(12):1108-1113.

王雪菲，宗小燕，莫永珍，2022.《跌倒预防 : 社区老年人的风险评估与管理指南 (2021)》跌倒风险评估解读 [J]. 实用老年医学，36(11):1185-1188.

王雨荷，刘红，李艳，等，2021. 中国原发性骨质疏松症危险因素的 Meta 分析 [J]. 中国骨质疏松杂志，27(12):1730-1732.

王玉龙，高晓平，李雪萍，等，2018. 康复功能评定学 [M]. 3 版. 北京：人民卫生出版社.

吴海燕，尹红英，2018. 预防跌倒护理模式在防止老年心血管疾病患者跌倒中的效果分析 [J]. 成都医学院学报，13(4):509-511.

吴克琴，艾文伟，2018. 强化下肢运动训练对老年帕金森病患者肌肉力量和步行能力的影响 [J]. 中国老年学杂志，38(3):517-518.

伍小群，黄正章，冉碧勤，2021. 住院老年患者跌倒恐惧因素及认知行为干预研究进展 [J]. 现代医药卫生，37(9):1501-1504.

肖月兰，王柳清，张守成，等，2017. 神经科老年患者跌倒影响因素研究进展 [J]. 实用心脑肺血管病杂志，25(9):13-16.

徐雅琴，谢彩霞，2022. 髋部骨折病人跌倒恐惧的研究进展 [J]. 护理研究，36(21):3856-3859.

许琳，严立群，吴争艳，2022. 老年骨质疏松性椎体压缩骨折患者认知衰弱现状及其与跌倒恐惧的关系 [J]. 护理实践与研究，19(18):2741-2745.

杨丽，邬燕清，梁燕婷，等，2021. 防跌倒风险分级护理方法应用于心血管内科住院患者的研究 [J]. 临床研究，29(6):147-148.

杨莘，程云，2019. 老年专科护理 [M]. 北京：人民卫生出版社.

杨延平，邱俊强，陈演，等，2020. 个性化渐进式运动处方对老年女性平衡能力和下肢肌肉力量的影响 [J]. 中国慢性病预防与控制，28(10):785-788.

叶鹏鹏，耳玉亮，金叶，等，2018. 1990—2015 年中国跌倒死亡率变化趋势分析 [J]. 中华预防医学杂志，52(5):498-510.

尹丽，邱丽颖，2015. 中老年膝骨关节炎发病的相关因素分析 [J]. 吉林医学，(18):4139-4140.

余晓波，2022. 骨质疏松症的临床研究进展 [J]. 中国医学创新，19(21):175-177.

翟超娣，安丙辰，郑洁皎，2017. 轻度认知障碍增加老年人跌倒风险机制及认知康复干预措施的研究进展 [J]. 神经疾病与精神卫生，17(9):665-668.

张奉春，栗占国，2015. 内科学风湿免疫分册 [M]. 北京：人民卫生出版社.

张华果 宋咪，徐月，等，2021. 老年人跌倒相关心理问题的研究进展 [J]. 中华护理杂志，56(3):458-463.

张嘉丽，郭莉兰，2020. 跌倒的危险因素评估在老年骨质疏松患者护理中的应用探讨 [J]. 当代护士，27(24):130-131.

张景兰，王燕，尹莉，等，2013. 老年人跌倒相关影响因素调查 [J]. 护理研究，27(26):2850-2852

张琪琪，徐菊玲，2020. 失能老人跌倒原因分析及干预措施研究综述 [J]. 中西医结合护理，6(8):4.

张冉，余波，2020. 功能性前伸测试研究进展 [J]. 实用老年医学，34(7):728-730.

张晓先，2016. 有跌伤史老年人的心理特点及护理干预 [J]. 实用医技杂志，23(3):2.

张艳阳，杨继红，2022. 老年人应警惕"人生最后一次跌倒"[J]. 保健医苑，(6):22-23.

张玉，陈蔚，2008. 老年跌倒研究概况与进展 [J]. 中国老年学杂志，28(9):3.

郑洁皎，王雪强，2012. 认知功能对预防老年人跌倒的作用 [J]. 中国康复理论与实践，18(1):3-4.

郑丽，李冬咏，李金虎，等，2019. 弹力带抗阻训练在老年患者下肢肌肉力量训练中的应用效果 [J]. 安徽医学，40(2):219-222.

郑双，徐建华，黄淑婷，等，2015. 某三甲医院 148 例膝骨关节炎老人就医及治疗现状分析 [J]. 中华疾病控制杂志，19(1):91-92, 106.

郑醒醒，2022. 帕金森病患者跌倒风险及其危险因素的研究 [D]. 合肥：安徽医科大学.

郑云云，张俊梅，冯志芬，等，2022. 老年脑卒中病人跌倒风险因素及预防策略研究进展 [J]. 全科护理，20(20):2780-2784.

中国疾病预防控制中心慢性非传染性疾病预防控制中心，国家卫生健康委员会统计信息中心，2015. 中国死因监测数据集 2013[M]. 北京：科学普及出版社.

中国老年保健医学研究会老龄健康服务与标准化分会，《中国老年保健医学》杂志编辑委员会，2019. 中国老年人跌倒风险评估专家共识 (草案)[J]. 中国老年保健医学，17(4):47-48, 50.

中国营养学会老年营养分会，2015. 肌肉衰减综合征营养与运动干预中国专家共识 [J]. 营养学报，4:320-324.

中华医学会肠外肠内营养学分会老年营养支持学组，2020. 中国老年患者肠外肠内营养应用指南 (2020)[J]. 中华老年医学杂志，39(2):119-132.

中华医学会骨质疏松和骨矿盐疾病分会，2018. 原发性骨质疏松症诊疗指南 (2017)[J]. 中国实用内科杂志，38(2):127-150.

中华医学会老年医学分会，2015. 老年医学 (病) 科临床营养管理指导意见 [J]. 中华老年医学杂志，34(12):1388-1395.

中华医学会老年医学分会，2020. 老年患者 6 分钟步行试验临床应用中国专家共识 [J]. 中华老年医学杂志，39(11):1241-1250.

中华医学会老年医学分会，《中华老年医学杂志》，2022. 编辑委员会老年人衰弱预防中国专家共识 (2022)[J]. 中华老年医学杂志，41(5):503-509.

中华医学会老年医学分会，《中华老年医学杂志》编辑委员会，2019. 肠道微生态制剂老年人临床应用中国专家共识 (2019)[J]. 中华老年医学杂志，38(4):355-361.

中华医学会老年医学分会. 老年患者衰弱评估与干预中国专家共识 [J]. 中华老年医学杂志，2017, (3)251-256.

中华医学会糖尿病学分会，2021. 中国 2 型糖尿病防治指南 [M] 北京：北京大学出版社.

中华医学会糖尿病学分会护理及糖尿病教育学组，2009. 中国糖尿病护理及教育指南.

周白瑜，于普林，2011. 老年人跌倒 [J]. 中华流行病学杂志，32(11):1068-1073.

周明，2014. 骨骼肌质量、肌力和功能性活动测试在肌少症和跌倒中的筛查研究 [D]. 中国人民解放军医学院.

周文婷，罗何婷，刘燕妮. 预防性护理对降低心血管内科住院患者坠床跌倒的应用 [J]. 实用临床医药杂志，21(4):23-25.

朱慧，2020. 预防跌倒护理模式在防止老年心血管疾病患者跌倒中的效果评价 [J]. 实用临床护理学电子杂志，5(3):146+150.

朱秀芬，彭志坚，Lin B，等，2017. 骨质疏松性骨折人群跌倒风险、骨密度、肌力和体脂的相关性 [J]. 中华骨质疏松和骨矿盐疾病杂志，10(1):53-55.

Ahn S, Oh J, 2021. Effects of a health-belief-model-based osteoporosis-and fall-prevention program on women at early old age[J]. Appl Nurs Res, 59:151430.

Albornos-Muñoz L, Moreno-Casbas MT, Sánchez-Pablo C, et al, 2018. Efficacy of the Otago Exercise Programme to reduce falls in community-dwelling adults aged 65-80 years old when delivered as group or individual training[J]. J Adv Nurs, 74(7):1700-1711.

Allen NE, Schwarzel AK, Canning CG, 2013. Recurrent falls in Parkinson's disease:a systematic review[J]. Parkinsons Dis:906274.

Anderson KG, Behm DG, 2004. Maintenance of EMG activity and loss of force output with instability[J].J Strength Cond Res, 18(3):637-640.

Anon, 2014. Fall:Assessment and prevention of falls in older people[J]. Nursing Older People, 26(6):18-24.

Aspray TJ, Hill TR, 2019. Osteoporosis and the ageing skeleton[J]. Subcell Biochem, 91:453-476.

Azadian E, Majlesi M, Jafarnezhadgero AA, 2018.The effect of working memory intervention on the gait patterns of the elderly[J].J Bodyw Mov Ther, 22(4):881-887.

Barker W, 2014. Assessment and prevention of falls in older people [J]. Nursing Older People, 26(6):18-24.

Beauchamp MK, Hill K, Goldstein RS, et al, 2009. Impairments in balance discriminate fallers from non-fallers in COPD. Respiratory Medicine, , 103(12):1885-1891.

Beauchet O, Dubost V, Delhom C R, et al, 2011. How to manage recurrent falls in clinical practice:guidelines of the French Society of Geriatrics and Gerontology [J].J Nutr Health Aging, 15(1):79-84.

Berg K O W-D S, Williams J T, et al, 1989. Measuring Balance in the elderlyL:preliminary development of an instrument[J]. Physiother Can, 41(6) :304-311.

Bjerk M, Brovold T, Skelton DA, et al, 2017. A falls prevention programme to improve quality of life, physical function and falls efficacy in older people receiving home help services:study protocol for a randomised controlled trial[J]. BMC Health Serv Res Aug 14, 17(1):559.

Bleuse S, Cassim F, Blatt JL, et al, 2008. Anticipatory postural adjustments associated with arm movement in Parkinson's disease:a biomechanical analysis [J]. J Neurol Neurosurg Psychiatry, 79(8):881-887.

Bridenbaugh SA, Kressig R W, 2015. Motor cognitive dual tasking:early detection of gait impairment, fall risk and cognitive decline[J]. Z Gerontol Geriatr, 48(1) :15-21.

CDC.STEADI:older adult fall prevention, 2016.[2020-01-19]. https://www.cdc.gov/steadi/.

Cederbom S, Arkkukangas M, 2019. Impact of the fall prevention Otago Exercise Programme on pain among community-dwelling older adults:a short- and long-term follow-up study[J]. Clin Interv Aging Apr, 14:721-726.

Chiu HL, Yeh TT, Lo YT, et al, 2021. The effects of the otago exercise programme on actual and perceived balance in older adults:A meta-analysis[J].PLoS One, 16(8):e0255780.

Christianson MS, Shen W, 2011. Osteoporosis prevention and management:nonpharmacologic and lifestyle options. Clin Obstet Gynecol Dec, 56(4):703-710.

Crandall M, Duncan T, Mallat A, et al, 2016. Prevention of fall-related injuries in the elderly:An Eastern Association for the Surgery of Trauma practice management guideline [J]. J Trauma Acute Care Surg, 81(1):196-206.

Deandrea S, Lucenteforte E, Bravi F, et al, 2010.Risk factors for falls in community − dwelling older people:a systematic review and meta-analysis[J].Epidemiology, 21(5) :658-668.

Denfeld QE, Turrise S, MacLaughlin EJ, et al, 2022. Preventing and managing falls in adults with cardiovascular disease:A scientific statement from the American Heart Association[J]. Circ Cardiovasc Qual Outcomes, 15(6):e000108.

Dillon L, Clemson L, Ramulu P, et al, 2018. A systematic review and meta-analysis of exercise-based falls prevention strategies in adults aged 50+ years with visual impairment[J].Ophthalmic Physiol Opt, 38(4):456-467.

Doyle K, Lavan A, Kenny RA, et al, 2021. Delayed blood pressure recovery after standing independently predicts fracture in community-dwelling older people [J]. J Am Med Dir Assoc, 22(6):1235-1241.e1.

Duncon PW, Weiner DK, Chandler J, et al, 1990.J GerontolFunctional reach:a new clinical measure of balance[J].J Gerontol, 45(6):192-197.

Freire A N, Guerra R O, Alvarado B, et al, 2012. Validity and reliability of the short physical performance battery in two diverse older adult populations in Quebec and Brazil [J]. J Aging Health, 24(5):863-878.

Ganz DA, Latham NK, 2020. Prevention of falls in community-dwelling older adults[J]. N Engl J Med, 382(8):734-743.

Gazibara T, Tepavcevic DK, Svetel M, et al, 2017. Near-falls in people with Parkinson's disease:Circumstances, contributing factors and association with falling [J]. Clin Neurol Neurosurg, 161:51-55.

Goetz CG, Fahn S, Martinez-Martin P, et al, 2007. Movement disorder society-sponsored revision of the unified Parkinson's disease rating scale(MDS-UPDRS):process, format, and clinimetric testing plan [J]. Mov Disord, 22(1):41-47.

Gschwind YJ, Kressig RW, Lacroix A, et al, 2013. A best practice fall prevention exercise program to improve balance, strength/power, and psychosocial health in older adults:study protocol for a randomized controlled trial. BMC Geriatr Oct, 13:105.

Halvarsson A, Franzén E, Ståhle A, 2015. Balance training with multi-task exercises improves fall-related self-efficacy, gait, balance performance and physical function in older adults with osteoporosis:a randomized controlled trial[J]. Clin Rehabil Apr, 29(4):365-375.

Hendrich A, Nyhuis A, Kippenbrock T, et al, 1995. Hospital falls: development of a predictive model for clinical practice.[J]. Appl Nurs Res, 8(3):129-139.

Hiorth YH, Alves G, Larsen JP, et al, 2017. Long-term risk of falls in an incident Parkinson's disease cohort:the Norwegian ParkWest study [J]. J Neurol, 264(2):364-372.

Hohtari-Kivimaki U, Salminen M, Vahlberg T, et al, 2021. Orthostatic hypotension is a risk factor for falls among older adults:3-year follow-up [J]. J Am Med Dir Assoc, 22(11):2325-2330.

Jahantabi-Nejad S, Azad A, 2019.Predictive Accuracy of Performance Oriented Mobility Assessment for Falls in Older Adults:A Systematic Review[J].Med J Islam Repub Iran, 33:38.

Kendrick D, Kumar A, Carpenter H, et al, 2014. Exercise for reducing fear of falling in older people living in the community[J]. Cochrane Database Syst Rev, 2014(11):CD009848.

Kim KI, Jung HK, Kim CO, et al, 2017. Evidence-based guidelines for fall prevention in Korea[J].Korean J Intern Med, 32(1):199-210.

Kitcharanant N, Vanitcharoenkul E, Unnanuntana A, 2020.Validity and reliability of the self-rated fall risk questionnaire in older adults with osteoporosis[J]. BMC Musculoskelet Disord, 21(1):757.

Kwan M M S, Close J C T, Wong A K W, et al, 2011. Falls incidence, risk factors, and consequences in Chinese older people:a systematic review[J]. Journal of the American Geriatrics Society, 59(3):536-543.

Liew LK, Tan MP, Tan PJ, et al, 2019. The Modified Otago Exercises Prevent Grip Strength Deterioration Among Older Fallers in the Malaysian Falls Assessment and Intervention Trial(MyFAIT)[J]. J Geriatr Phys Ther, 42(3):123-129.

Liu-Ambrose T, Davis JC, Best JR, et al, 2019. Effect of a Home-Based Exercise Program on Subsequent Falls Among Community-Dwelling High-Risk Older Adults After a Fall:A Randomized Clinical Trial. JAMA, 321(21):2092-2100.

Lundinolsson L, 1997. "Stops walking when talking" as a predictor of falls in elderly people[J].Lancet, 349(9052):617.

Lytras D, Sykaras E, Iakovidis P, et al, 2022. Effects of a modified Otago exercise program delivered through outpatient physical therapy to community-dwelling older adult fallers in Greece during the COVID-19 pandemic:a controlled, randomized, multicenter trial[J].Eur Geriatr Med, 13(4):893-906.

Maltais F, Decramer M, Casaburi R, et al, 2014. An Official American Thoracic Society/ European Respiratory Society Statement:update on limb muscle dysfunction in chronic obstructive pulmonary disease. Am J Respir Crit Care Med, 189(9):e15-e62.

Manlapaz DG, Sole G, Jayakaran P, et al, 2019. Risk factors for falls in adults with knee osteoarthritis:a systematic review [J].PMR, 11:745-757.

Massion J, 1994. Postural control system. Curr Opin Neurobiol, 4(6):877-887.

Mat S, Ng CT, Tan PJ, et al, 2018. Effect of modified otago exercises on postural balance, fear of falling, and fall risk in older fallers with knee osteoarthritis and impaired gait and balance:a secondary analysis[J]. PM R, 10(3):254-262.

Mijnarends DM, Meijers JMM, Halfens RJG, et al, 2013. Validity and reliability of tools to measure muscle mass, strength, and physical performance in community-dwelling older people:a systematic review[J]. J Am

Med Dir Assoc, 14(3):170-178.

Morrison S, Colberg S R, Parson H K, et al, 2016. Walking-induced fatigue leads to increased falls risk in older adults[J]. J Am Med Dir Assoc, 17(5):402-409.

Morse JM, Morse RM, Tylko SJ, 1989. Development of a Scale to Identify the Fall-Prone Patient [J]. Can J Aging, 88:366-377.

National Council on Aging, 2016. Falls prevention facts. https://www.ncoa.org/news/resourcesfor-reporters/get-the-facts/falls-prevention-facts. Last accessed November 8.

Obaseki DO, Erhabor GE, Gnatiuc L, et al, 2016. Chronic airflow obstruction in a Black African population:results of BOLDstudy, Ile-Ife, Nigeria. COPD, 13(1):42-49.

Oliver D, Britton M, Seed P, et al, 1997. Development and evaluation of evidence based risk assessment tool(STRATIFY) to predict which elderly inpatients will fall:case-control and cohort studies [J]. BMJ, 315(7115):1049-1053.

O'Loughlin JL, Boivin JF, Robitaille Y, et al, 1994. Falls among the elderly:distinguishing indoor and outdoor risk factors in Canada. J Epidemiol Community Health, 48(5):488-489.

Pelicioni PHS, Menant JC, Latt MD, et al, 2019. Falls in Parkinson's disease subtypes:risk factors, locations andcircumstances [J]. Int J Environ Res Public Health, 16(12):2216.

Phelan E, Mahoney J, Voit J, et al, 2015. Assessment and management of fall risk in primary care settings [J]. The Medical clinics of North America, 99(2):281-293.

Phelan E, Ritchey K, 2018. Fall prevention in community-dwelling older adults [J]. Annals of Internal Medicine, 169(11):ITC81-ITC96.

Pighills A, Drummond A, Crossland S, et al, 2019. What type of environmental assessment and modification prevents falls in community dwelling older people? [J]. BMJ, 364:l880.

Podisadlo D, Richardson S, 1991. The Timed "Up&Go" :A test of basic functional mobilityfor frail elderly persons[J]. JAGS, 2(39):142-148.

Raccagni C, Gassner H, Eschlboeck S, et al, 2018. Sensor-based gait analysis in atypical parkinsonian disorders [J]. Brain Behav, 8(6):e00977.

Rivera-Chávez JG, Torres-Gutiérrez JL, Alejandra, et al, 2021. Association between falls and cardiovascular diseases in the geriatric population[J]. Asociación entre caídas y enfermedades cardiovasculares en los ancianos. Arch Cardiol Mex, 91(1):66-72.

Roig M, Eng JJ, MacIntyre DL, et al, 2011. Falls in people with chronic obstructive pulmonary disease:an observational cohort study. Respiratory Medicine, 105(3):461-469.

Seppala LJ, van der Velde N, 2022. How to tackle the global challenge of falls?[J] Age Ageing, 51(11):afac264.

Shubert TE, Chokshi A, Mendes VM, et al, 2020. Stand Tall-A Virtual Translation of the Otago Exercise Program[J]. J Geriatr Phys Ther, 43(3):120-127.

Shyamala T, Wong SF, Andiappan A, et al, 2015. Health promotion board-ministry of health clinical practice guidelines:falls prevention among older adults living in the community [J]. Singapore Med J, 56(5):298-300; quiz 301.

Shyamala T, Wong SF, Andiappan A, et al, 2015. Health promotion board-ministry of health clinical practice guidelines:falls prevention among older adults living in the community[J].Singapore Med J, 56(5):298-300.

Tiedemann A, Shimada H, Sherrington C, et al, 2008. The comparative ability of eight functional mobility tests for predicting falls in community-dwelling older people[J]. Age and Ageing, 37(4):430-435.

Tripathy N K, Jagnoor J, Patro B K, et al, 2015. Epidemiology of falls among older adults:A cross sectional study from Chandigarh, India[J]. Injury, 46(9):1801-1805.

Troen BR, van der Cammen T, Verghese J, et al, 2022. World guidelines for falls prevention and management for older adults:a global initiative[J]. Age Ageing, 51(9):afac205.

Tsai AG, Wijdicks CA, Walsh MP, et al, 2010. Comparative kinematic evaluation of all-inside single-bundle and double-bundle anterior cruciate ligament reconstruction:a biomechanical study[J].Am J Sports Med, 38(2):263-272.

US Preventive Services Task Force, Grossman D C, Curry S J, et al, 2018. Interventions to prevent falls in community-dwelling older adults:US preventive services task force recommendation statement [J]. JAMA, 319(16):1696-1704.

Vivrette R, Rubenstein L, Martin J, et al, 2011. Development of a fall-risk self-assessment for community-dwelling seniors [J]. J Aging Phys Act, 19(1):16-29.

Wang LH, Yu W, Yin XJ, et al, 2021. Prevalence of osteoporosis and fracture in China:The China Osteoporosis Prevalence Study[J]. JAMA Netw Open, 4(8):e2121106.

Whitney J, Close JCT, Jackson SHD, et al, 2012. Understanding risk of fallsin people with cognitive impairment living in residential care[J]. J Am Med Dir Assoc, 13(6) :535-540.

World Health Organization, 2008. Ageing, Life Course Unit. WHO global report on falls prevention in older age[M]. World Health Organization.

Yang Y, Wang K, Liu H, et al, 2022. The impact of Otago exercise programme on the prevention of falls in older adult:A systematic review[J]. Front Public Health, 10:953593.

Yeo L, Singh R, Gundeti M, et al, 2012. Urinary tract dysfunction in Parkinson's disease:a review [J]. Int Urol Nephrol, 44(2):415-424.